山西省娴院慈善基金会博士资助项目

中国公立医院治理研究

Research On Public Hospital Management In China

孙慧哲 著

山西出版传媒集团 山西人民出版社

图书在版编目（ＣＩＰ）数据

中国公立医院治理研究/孙慧哲著.— 太原 : 山西人民出版社，

2023.8

ISBN 978-7-203-12984-4

Ⅰ.①中… Ⅱ.孙… Ⅲ.①医院－管理－研究－中国 Ⅳ.①R197.32

中国国家版本图书馆CIP数据核字(2023)第144047号

中国公立医院治理研究

著　　者：孙慧哲
责任编辑：吕绘元
复　　审：刘小玲
终　　审：武　静
装帧设计：达富凤

出 版 者：山西出版传媒集团·山西人民出版社
地　　址：太原市建设南路 21 号
邮　　编：030012
发行营销：0351—4922220　4955996　4956039　4922127（传真）
天猫官网：https://sxrmcbs.tmall.com　电话：0351—4922159
E—mail：sxskcb@163.com　发行部
　　　　　sxskcb@126.com　总编室
网　　址：www.sxskcb.com

经 销 者：山西出版传媒集团·山西人民出版社
承 印 厂：山西省教育学院印刷厂

开　　本：787mm×1092mm　　　1/16
印　　张：13.75
字　　数：220 千字
版　　次：2023 年 8 月　第 1 版
印　　次：2023 年 8 月　第 1 次印刷
书　　号：ISBN 978-7-203-12984-4
定　　价：68.00 元

如有印装质量问题请与本社联系调换

前　言

　　党的十八大以来，以习近平同志为核心的党中央，把保障人民生命健康放在优先发展的战略位置，并实施了一系列切实有效的健康行动：如召开全国卫生与健康大会，确立新时代卫生与健康工作方针，印发《"健康中国 2030"规划纲要》，发出建设健康中国的号召，明确了建设健康中国的大政方针和行动纲领等，新时代人民健康状况和基本医疗卫生服务的公平性与可及性得到持续改善。2021 年习近平总书记在福建考察时指出："现代化最重要的指标还是人民健康，这是人民幸福生活的基础。把这件事抓牢，人民至上、生命至上应该是全党全社会必须牢牢树立的一个理念。"这次讲话再一次把人民健康的重要性前置，体现了党对人民的关爱与责任。

　　看病难、看病贵是关涉人民最直接和最现实的利益问题，而公立医院是党和政府为群众提供健康服务的最直接机构，因此优化公立医院治理是解决群众看病难、看病贵问题的根本出路，也是夯实人民健康的根本基石。本书将中国公立医院治理变迁的过程划分为三个阶段：行政化治理阶段、行政化向市场化治理过渡阶段，以及政府主导的市场化治理阶段。这三个阶段既一脉相承又曲折变化，构成了中国公立医院治理的纵向发展图景。其中，一个重要的转折是 2009 年开启的新一轮医疗卫生体制改革，简称新医改。新医改后，党中央和国务院加大了对医疗卫生事业的投入，确立办医主体地位，公立医院公益性回归成为重中之重，公立医院治理面临转型。

　　新时代，公立医院治理形成了怎样的治理格局？正面临哪些问题与挑战？最终的优化路径如何实现？本书将针对这些问题，通过对某公立医院长达两年的跟踪与实地调研，对中国公立医院治理理论做出深入思考与科学阐释。

目 录

第一章 导论

一、研究缘起与研究意义 ·· 001
  （一）研究缘起 ··· 001
  （二）研究意义 ··· 004
二、研究问题及研究内容 ·· 008
三、研究方法与资料收集 ·· 009
  （一）调研点的选取 ··· 009
  （二）资料收集与分析 ··· 010

第二章 研究基础与理论工具

一、研究基础 ·· 012
  （一）公立医院治理历史问题的发生原因 ································· 012
  （二）公立医院治理历史问题的产生机制 ································· 017
  （三）公立医治理历史问题的解决路径 ··································· 020
二、理论工具 ·· 029
  （一）新制度主义理论 ··· 029
  （二）概念界定 ··· 036

第三章　我国公立医院治理的制度变迁

一、行政化治理时期（1949—1985）……………………………………… 039

　　（一）行政化治理背景…………………………………………………… 039

　　（二）行政化治理时期主要政策………………………………………… 040

　　（三）行政化治理政策效果宏观评价…………………………………… 042

　　（四）行政化与市场化演变趋势………………………………………… 043

二、行政化治理到市场化治理的过渡时期（1985—2005）…………… 046

　　（一）过渡时期公立医院治理背景……………………………………… 046

　　（二）过渡时期公立医院治理主要政策………………………………… 048

　　（三）过渡时期公立医院治理政策效果宏观评价　…………………… 050

　　（四）行政化与市场化演变趋势………………………………………… 052

三、政府主导的市场化治理时期（2009 年至今）…………………… 055

　　（一）政府主导的市场化治理背景……………………………………… 055

　　（二）政府主导的市场化治理主要政策………………………………… 056

　　（三）政府主导的市场化治理政策效果宏观评价……………………… 059

　　（四）行政化与市场化演变趋势………………………………………… 060

小结……………………………………………………………………………… 064

第四章　当前我国公立医院治理的整体格局

一、事业编制：公立医院的稀缺资源……………………………………… 067

　　（一）差额事业编制在公立医院的变迁………………………………… 067

　　（二）公立医院编制现状………………………………………………… 068

　　（三）公立医院取消编制难原因探析…………………………………… 079

　二、行政隶属：公立医院外部支持、监管的双通路 ………………… 085

　　（一）大型建设项目的政府投入………………………………………… 085

　　（二）特殊项目的政府支持……………………………………………… 088

　　（三）处长—院长的权力张力…………………………………………… 089

三、历史比照：公立医院行政脱域后的治理格局…………………… 095

　　（一）行政脱域后的特殊政策………………………………… 095

　　（二）行政脱域后的公立医院过度市场化…………………… 097

　　（三）行政脱域后涣散的医疗队伍…………………………… 102

小结………………………………………………………………… 104

第五章　我国公立医院治理的内部问题与挑战

一、成本核算：公立医院内部管理的制度基础…………………… 106

　　（一）公立医院成本核算背景………………………………… 106

　　（二）公立医院成本核算：从成本到绩效的制度起点……… 108

　　（三）科室间协作与竞争：成本核算的副产品……………… 113

　　（四）院科利益结构分化：成本核算的推展结果…………… 117

二、绩效问题：科室内部管理的突出表现………………………… 127

　　（一）绩效的基础：保成本…………………………………… 127

　　（二）绩效的核心：优化收费结构…………………………… 130

三、谨慎行医：多重制度压力下的医生行为……………………… 138

　　（一）规避风险：应对医疗环境的外部压力………………… 138

　　（二）医患共谋：应对医疗保险的制约……………………… 145

小结………………………………………………………………… 148

第六章　我国公立医院治理的路径探析

一、政府行政规制的主体体现 …………………………………… 150

　　（一）政府投入的认知分歧………………………………… 150

　　（二）行政规制效力………………………………………… 153

　　（三）公共服务责任规制滞后……………………………… 156

二、政府行政规制的挑战………………………………………… 159

　　（一）控费困难……………………………………………… 160

　　（二）多头管理的相互掣肘………………………………… 164

（三）谈判效果不佳 …………………………………………… 165

三、加强公立医院治理的行政再规制 …………………………… 174

　　（一）中国市场化进程的特征 …………………………… 174

　　（二）市场化偏差产生的原因 …………………………… 177

　　（三）纠正市场化偏差的路径 …………………………… 181

小结 ………………………………………………………………… 186

第七章　结论和展望

一、本书结论 ……………………………………………………… 188

　　（一）公立医院行政制度黏性导致去行政化难 ……………… 188

　　（二）公立医院治理内部问题产生的过程及原因 …………… 189

　　（三）公立医院治理的路径选择 …………………………… 190

二、理论对话与未来展望 ………………………………………… 191

　　（一）理论对话 …………………………………………… 191

　　（二）未来展望 …………………………………………… 193

参考文献 …………………………………………………………… 194

后　　记 …………………………………………………………… 208

第一章 导论

一、研究缘起与研究意义

（一）研究缘起

笔者对公立医院治理的研究兴趣，来自田野调查中的一个经验问题：新医改后，为什么国家对医疗卫生事业的投入如此之大，但是群众仍反映看病越来越贵，问题到底出在哪里？我们从宏观到微观的视角来探查问题发生的触点。

1. 国家的宏观政策

党的十八大报告指出，健康是促进人的全面发展的必然要求。要坚持为人民健康服务的方向，坚持预防为主、以农村为重点、中西医并重，按照保基本、强基层、建机制要求，重点推进医疗保障、医疗服务、公共卫生、药品供应、监管体制综合改革，完善国民健康政策，为群众提供安全有效方便价廉的公共卫生和基本医疗服务。

党的十九大报告指出，实施健康中国战略，人民健康是民族昌盛和国家富强的重要标志。为人民群众提供全方位全周期的健康服务。深化医药卫生体制改革，全面建立中国特色的医疗卫生制度、医疗保障制度和优质高效的医疗卫生服务体系。

2. 国家对医疗卫生事业的投入

一方面国家对卫生事业的投入不断增长。1978 年医药卫生领域各级财政投入 100 亿元，2003 年为 800 亿元，而医改元年 2009 年中央财政的医疗卫生支出就达到 1180.56 亿元，增长了 47.6%（周晓东，2010）。2009—2016 年，中央和地方各级政府累计投入医药卫生事业近 6.7 万亿元，平均日投入 23 亿元（朱恒鹏，2018）。1990 年城镇居民医疗消费只占总医疗消费的 2%，到了 2015 年已增至 6%，农村则从 3% 增加到 9%（李玲，2016）。"十一五"期间，政府、社会、个人三者在医疗费用的支付结构上做了大幅调整，政府的投入从 17% 增加到 27% 以上，社会投入从 29% 增加到 34% 左右，个人支付比例从最高的 52% 降到 38%（曹政，2010）。另一方面财政投入在公立医院的效率却不断下降。2004 年，每家县级公立医院政府平均补助约 126 万元，占业务总收入的 3.8%；2011 年，政府补助增加到 300 万元，占业务总收入反而下降到 3.04%。也就是说，尽管政府财政投入了大量的真金白银，可群众看病负担反而越来越重，政府的办医责任显得越来越不明显（李玲，2016）。

3. 调研点县区医疗费用增长情况

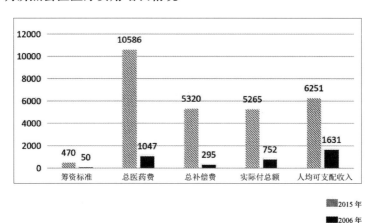

图 1.1　莽县新农合筹资及农民自付费用变化　（单位：元）

数据来源：笔者调研

4. 调研点个案

如表 1.1 所示，调研点莽县农民李某的新农合记录显示：李某的一次上呼吸道感染和老马的一次脑血管病，治疗天数相同，但治疗费用仅比脑血管疾病少 301 元，虽然患者报销额度较高，个人支付比例不高，但是一个普通感冒花费 854.11 元，按病种在基层医疗机构仍属较高的收费，而这样的案例在基层公立医疗机构中比比皆是。

表 1.1　莽县某村某户参加新农合农民就诊花费概况

时间	姓名	天数	病名	花费（元）	报销（元）	应付（元）
2 月 24 日	李某	1	尿频	75	45	30
5 月 31 日	老马	7	脑血管	1155.11	936	219.11
5 月 31 日	李某	7	上感	854.11	681	173.11

数据来源：笔者调研，2017 年 7 月 18 日

从这些宏观政策、数据和微观案例可以看出，新医改后国家对医疗卫生事业的投入显著增加，彻底解决群众看病难、看病贵问题的决心非常大，但从调研点基层公立医院的落实情况来看，虽然新医改后 2015 年国家医保总补偿费用是新医改前 2006 年的 18 倍，但是由于医疗总费用的快速增长，患者自付费用仍然增长了近 4 倍，逼近人均可支配收入（见图 1.1）。

群众看病所呈现出来的问题，与习近平总书记要求的"没有全面健康，就没有全面小康。医疗卫生服务直接关系人民身体健康。要推动医疗卫生工作重心下移、医疗卫生资源下沉，推动城乡基本公共服务均等化，为群众提供安全有效方便价廉的公共卫生和基本医疗服务，真正解决好基层群众看病难、看病贵问题"仍有差距。因此本书将研究的焦点锁定在公立医院治理上，理由如下：

公立医院是医疗政策的终端。一方面虽然以提升医疗服务为目的的政策是面向多主体的，例如面向需方即患者的医疗保障政策，面向药品供给主体的药品定价政策，面向医生群体的控制大处方、药占比的政策，面向医院资源布局的医院分级管理政策等，但是这些政策都在公立医院交互产生作用；另一方面有关医疗服务的政策也呈现政出多门的局面，例如财政部门和物价部门掌控医疗服务价格、人社部门负责人员的招录、医政部门对医疗服务具体运行提出要求，但是这些政策最终的落实地点、落实责任人都是公立医院，所谓"上有千条线，下面一根针"，公立医院的政策执行能力和政策执行水平，是政策最终能否落实的关键。

公立医院是政府的代理人。公立医院直接面向患者，政府对国民健康的关注和支持，由其代理人公立医院负责具体实施。公立医院对患者的服

务能力、服务态度、服务收费直接影响群众对政府公共健康服务治理的评价。公立医院的社会声誉体现着政府对全民健康治理的效果和对公共医疗服务治理的能力。公立医院是政府公共医疗服务的代表，同时也反映患者的满意度。

公立医院是医疗服务供给网络的中心集散地。公立医院是医疗服务发生的重要场所，在这里集中了医疗服务的主体、客体和一切必需品，无论是上游的技术人员、设备、药品、辅料等的供给，还是下游患者的使用和消耗，都在这里聚集。因此作为医疗服务网络集散中心的公立医院，不仅可以反映出自身治理的各种问题，而且可以折射出整个网络中各个靶点的治理情况。

综上所述，无论从纵向的政策传递、横向的代理职能，还是从网络互联中的位置，公立医院都处于不可替代的位置，因此作为研究对象有突出优势。于是笔者选择了一家公立医院进行了长达两年的实地调研，最后形成研究成果。

（二）研究意义

改革开放 40 多年来，中国特色社会主义市场经济体制基本建立，在市场经济体制为我国经济发展注入活力的同时，我国公共治理也面临从原有计划经济治理模式向适应市场经济治理模式的转型。因此对公立医院治理的探讨，不仅对医院或者医疗领域治理转型有着深远影响，而且对整个公共领域治理都将具有借鉴意义。我国在市场经济转型期积累了丰富的治理经验，开创了发展的中国模式，这些经验引起了全球学者广泛的关注和兴趣，因此积淀了多样化的治理理论。对这一阶段公立医院治理理论的总结和提升将会扩充已有的治理理论，为中国乃至世界处于转型期国家的治理理论做出贡献。

1.理论层面的意义

本书以公立医院为主要研究对象，深入探讨了我国在市场化转型过程中，行政和市场两种治理要素的进退以及融合，针对当前市场化转型主流理论进路去行政化，提出了行政再规制的理论方略，并做了详细深入的阐释，这一方略的提出在理论层面具有较为深刻的意义：首先，明确了我国的市场化改革是行政放松管制和行政再规制相结合的过程，任何在行政和市场中二选一的治理方式都无法实现真正意义上的市场化。换句话说，激进的去行政化和单一的加强行政管制都是不可行的。因为去行政化对我国市场化改革的历史背景和所处制度框架未给予充分关注，对制度路径依赖缺乏足够的认知和估计，而将注意力过多地放在对完全市场化后的期许，导致去行政化改革迟滞难行，不仅改革进程推进艰难，而且衍生出很多问题，而单一的加强行政管制的理论进路并没有明确行政管制的具体方向，致使市场化偏差出现时，发生行政管制管不住、管不好或者管过了头等政府失灵的问题。因此行政放松管制与行政再规制的结合是激进的市场化理论和保守的行政化理论的融合与发展。

其次，在市场化改革中为行政规制正名。本书明确了只要是在市场—行政向度上的行政再规制，都是必需的和必要的。这就彻底否定了新自由主义的市场霸权，市场不需要行政、自律性市场的结论，也对看得见的手在什么向度上出手给出了答案。对转型国家一管就死、一放就乱的市场化改革魔咒提出了合理解释：行政规制发生失灵主要是由于行政规制的面向在行政—市场方向，是针对特定结果的，这就导致行政管制僵化、绩效不高或管制过头，而解决这一问题的方法是加强行政再规制，也就是加强在市场—行政面向上的行政规制。一味地对行政规制持否定态度的市场化理论并没有看到行政规制的两个面向，对行政规制的认知集中在行政—市场的面向上，因此对市场化进程中的行政规制认识偏颇。

最后，是行政再规制的力度。市场—行政这一向度的规制力度在一定程度上要大于此前的行政—市场向度的行政管制力度，因为行政规制在进入市场的过程中，需要运用更强有力的手段，如严苛的法律、高昂的经济处罚等。在市场化改革初期，放松行政管制、培育市场成长的理论进路，让学者们将行政规制定性为辅助性的、适时性的管制手段，认为强有力的行政规制会干扰市场秩序。本书批评了这些固有的理论，认为转型国家的市场化改革，必须加强行政再规制，这是建立公平、公正、公开市场秩序的最有效手段。

2. 实践层面的意义

加强行政再规制理论方略的提出，在实践层面具有双重意义：一方面依据公立医院市场化改革中行政和市场的进退，为公立医院治理探索出新的理论解释，应对当前改革中的政府规制困惑；另一方面以公立医院作为市场化改革的范例，对我国其他公共领域的市场化改革也有借鉴和指导意义。

公立医院治理是公立医院自身的需求。公立医院数量和规模在我国医疗服务机构中占绝对优势，大型综合性三甲医院动辄上千张床位，几千个医疗、护理、医疗技术及辅助岗位人员，还设有多个分院，即使是二级医疗机构的县级公立医院也达到几百人的容量。不仅如此，这些公立医院作为公共部门，每天需要接待数量庞大的患者，进行门诊、检查、检验、住院、手术等多项服务。在诊疗过程中公立医院还将面对医疗技术、医疗服务、人文关怀等多重要求，医患双方都将面临医院感染、医患矛盾、医疗费用过高等多重风险。如此庞大的机构如何正常运营、如何进行治理，是每个公立医院都不能回避的问题。作为公共服务系统，公立医院治理发生的问题也将会被社会广泛关注，可谓牵一发而动全身，如医院感染、暴力伤医、天价药费等，不仅会给公立医院带来负面影响，而且会带来极大的社会恐慌，而如特困患者救助、弘扬医德医风等也会成为社会关注焦点，引发公众的参与和讨论，增加公立医院的美誉度。

公立医院治理是政府治理能力的体现。2006 年中国社会科学院社会学所在全国范围内组织了社会和谐稳定问题全国抽样调查，在 17 个民众关心的社会热点问题中，看病难、看病贵超越以往排名前四的就业难、收入差距大、贪污腐败严重、社会保障不足问题，一跃成为排名第一的问题（汝信等，2007）。群众不满意的焦点直接反映出政府治理的短板，而看病难、看病贵的载体是公立医院，因此公立医院治理得好或不好体现着政府治理能力和水平的高低。2009 年中共中央、国务院公布的《医药卫生体制改革近期重点实施方案（2009—2011 年）》拉开了新医改的帷幕，新医改的重点之一就是公立医院改革，在方案中明确指出："要鼓励各地积极探索政事分开、管办分开的有效形式，完善医院法人治理结构。"这一政策开启了公立医院治理手段的新一轮探索。全国各地涌现出很多不同的探索模式，如院长责任制模式、潍坊的归口管理模式、无锡的管办分开模式、苏州的理事会模式等。伴随医改的深入，各种市场化治理模式虽然此起彼伏，但没有形成可广泛推广和应用的治理模式，几乎所有的公立医院法人治理模式都先后宣告失败，公立医院治理的政府压力不断加大。

新时期，政府不断加大医疗卫生的投入，在国家层面成立了医疗保障局，增加对群众的医疗保障力度，在需方保障递增的前提下，对供方治理提出新的更高的要求，公立医院在治理中能否体现公平与效率，公立医院的治理水平将实实在在反映政府财政投入的绩效，体现政府给群众带来的真正实惠。因此公立医院治理研究不仅仅关涉公立医院自身的正常合理运行，公立医院作为政府公共卫生和医疗服务提供的委托代理机构，其治理水平也直接反映政府治理的水平，体现政府治理的落地效果。公立医院治理研究将致力于不断促进公立医院在市场化改革进程中，治理的高效性与公平性的统一和融合，这对加强政府治理能力意义重大。

公立医院治理为公共领域治理提供了范例。公共领域改革是我国全面深化改革的重要议题，这其中包括广泛纳入事业单位体制的文化、科研、教育等众多部门，因此事业单位改革成为深化改革的一块硬骨头。虽然近年来我国在事业单位改革中取得了一些成绩，但是在去行政化、制度化、法治化、法人治理改革等方面仍需不断探索，以构建市场—行政规制合理的新型治理模式。公立医院是国家公共服务系统的重要组成部分，并且多数仍然是政府的差额事业单位，其人员编制、行政定价、公益职责等体现着政府的直接干预。作为维系健康、关系民生、主导公共卫生的重要公共机构，面对群体更为广泛，与社会、政府关系更为复杂的公立医院市场化改革，其经验和实践无疑为事业单位改革探索提供了样板和试验田，其市场化改革中不断探索实施的管办分开、政事分开、去行政化、法人治理实践等措施，都将为整体推进事业单位改革做出示范，尤其是其治理理念具有广泛的应用价值。

二、研究问题及研究内容

本书将以新制度主义视角下的制度变迁理论、路径依赖理论与偏好生成理论搭建研究框架，将公立医院治理过程中的两个核心要素——市场和行政作为关注的重点，并在此理论框架下深入探讨二者的互动及进退，进而回答以下几个关键命题：

第一，制度变迁理论框架下公立医院治理的制度变迁过程。公立医院的治理变革由制度变迁引起，治理总体上是由行政到市场的转变，本书在行政化治理与市场化治理二分的基础上根据政府在市场化改革中的主体地位变化，将市场化时期以新医改为节点又划分为三个阶段。通过对以上各个历史阶段制度文件的梳理和分析，探讨公立医院市场化治理的制度变迁过程。在此过程中重点关注市场作为一个新的制度要素与既有制度脉络中行政要素的互动和交替过程，以及在这一交替过程背后作为行动者主体的公立医院权力的变化，展示出新制度主义视野下，公立医院治理缓慢、渐进式，以及以要素调整与重组为主体内涵的制度变迁过程。

第二，路径依赖理论框架下公立医院治理形成的格局。当前，在我国公立医院治理中存在明显的行政要素依赖，主要有公立医院的事业单位制、职工的事业编制身份，以及行政隶属关系等几个方面。对这些行政要素的依赖，一些学者认为与市场化格格不入，严重阻碍了市场化的进程，并相应地提出了去行政化、管办分开等剥离措施，但是收效寥寥。本书试图在路径依赖理论框架下、在实证研究的基础上，论证难以剥离这些行政要素的原因，并阐明当前这些行政要素对公立医院治理的效用，即在路径依赖理论框架下，探讨新旧制度要素的共处和协同。这一部分内容将充分呈现制度变迁的历时性，关注的要点不再是新旧制度的冲突和替代，而是在历史和时间的维度中，原有制度要素的稳定性和延续性。在充分讨论具体的发展时间段路径惯性的基础上，提出在转型期的制度安排中，应充分认识路径依赖对制度变迁的影响，重视路径依赖的客观性和缓进性，避免改革中产生不必要的成本，走不必要的弯路。

第三，偏好生成理论框架下当前公立医院内部管理的问题与挑战。主要以新制度主义视角下偏好生成理论框架，分析公立医院治理过程中内部管理机制的问题。新制度主义认为偏好并非理性选择理论所阐释的那样——利益最大化是行动者的偏好，而是行动者在特定制度结构中的产物。这部分内容主要呈现公立医院在当前成本核算、绩效激励的制度框架下，从院级到科级偏好的生成过程。论证医院创收机制产生基础、实现路径，以及激励措施，都是既有制度结构的产物。这一部分内容中市场化治理的公立医院从成本核算到绩效的递送过程，是本书的主要内容之一。

第四，新制度主义视野下公立医院治理中政府的主体作用。新制度主义抛弃了新自由主义自律性市场的认知，而是将市场作为一种制度要素嵌入既有制度脉络中来考量，因此就产生了市场与行政两种制度要素的互动和调适。这一部分内容将主要呈现行政这一制度要素在市场逐步成长的过程中地位和作用的调整，以及行政应承担的职能。在此基础上反思如何提高政府对公立医院市场化治理的绩效，即行政再规制的具体做法。

三、研究方法与资料收集

本研究以公立医院为调研点，开展实地研究，以参与式观察和访谈的方式收集资料，在田野中获取了独一无二的一手资料，并通过对所采用资料的定性分析、解释和回应研究问题。本书采用定性研究的方法，是着眼于公立医院在市场化改革过程中翔实和丰厚的具体实践，旨在回答为什么的问题，并不强调一般性、普遍性的规律和模式的总结。对公立医院治理这样的一个探索性研究，笔者更关注的是公立医院现实中存在的问题，对各种改革策略的应对机制，以及由此生成的自身运行方式。这样的研究内容也决定了运用定性研究工具更为切合主题。

（一）调研点的选取

根据研究主题的需求，笔者以下列标准选取作为深度调研的公立医院。首先，是一家建院历史较长的基层公立医院，从中华人民共和国成立初期建院并经历了市场化改革的各个阶段，现在仍然运行和发展的公立医院。另外，医院规模适中，超大型千张以上床位的公立医院，靠个人深入的可能性不大，很难把握全貌。其次，公立医院市场化改革的速度、形式在南方和北方差别较大，本书希望展示的是市场化进程中市场和行政之间的进退，因此倾向于在华北地区选择公立医院，这一区域的公立医院行政和市场共治状态明显，具有普遍性价值。最后，因为公立医院作为行政事业单位，其管理较为严格和封闭，而且专业技术性质突出，故必须选择有熟悉程度较高的引导人才能进入医院。本研究最终选择的是我国北方某市的一家基层综合性三甲医院——岐黄医院。

岐黄医院 1953 年建院，1979 年正式成为市直属医疗机构，是集医疗、教学、科研、预防、保健、康复为一体的国家三级甲等综合性医院。

在久安市的公立医院中，岐黄医院的规模、救治能力和群众认可度都在中上水平，代表着市级公立医院的普遍水平，且岐黄医院行政办公室主任与笔者在工作中恰好有过交往，愿意作为引导人，笔者才得以进入这样一个机构中，在 2016—2017 年的两年间，先后多次对其进行深入观察和了解，尤其是在调研后期，因与医护人员相处较多，逐渐被接纳和融入并建立信任，获得了很多有益的一手资料。除岐黄医院外，笔者还选取了久安市的一个县级医院作为主要对照和补偿调研点，同时也尽量观察和走访了久安市其他的公立医院，对南方一些可以进入的公立医院科室进行了有针对性、选择性的短期调研。

（二）资料收集与分析

在实地调研展开过程中，本书主要运用了文献法、问卷法、参与式观察法、访谈法等社会科学研究方法进行资料的收集和整理。

（1）文献法。公立医院的市场化改革从 20 世纪 80 年代开始一直延续至今。本书通过收集调研点的历史档案、院史记录、院报院刊，以及当地的日报、晚报等重要文献资料，试图对公立医院市场化改革历程进行清晰、全面的还原。运用文献法对市场化改革前期的公立医院实际生存和发展状况有了历史性、宏观性的了解。

（2）问卷法。在针对公立医院内部不同编制身份群体对于编制的认识这一研究过程中，运用问卷法对非在编职工进行问卷调查，试图发现这一类人群对于编制的渴望程度，以及编制对于个人职业、生活影响等问题。本书采用集中抽样的方法，针对调研点在岗非在编人群发放问卷170份，收回160份有效问卷。运用问卷法对研究问题有了较为宏观的认识，对所探讨的研究问题有了较为客观的佐证。

（3）参与式观察法。公立医院的日常工作在院级层面包括行政晨会、行政周会、院务会、年度总结大会等，通过这些会议搭建院科之间的联系平台，汇总全院的工作，安排部署下一步的工作；在科级层面医护人员的日常工作包括晨会交班、门诊坐诊、查房、下医嘱、写病历、办理出入院、夜班值班等活动。笔者选取了三个时间段，在行政职能科室、内科、外科分别进行了1-3个月的参与式观察。在长期与医务人员、院科各级行政领导相处的过程中，不仅获取了直接的观察记录，更为重要的是长期的参与过程，让笔者融入医院环境中，他们不再把笔者当外人，真实地反映科室工作的具体情况。

（4）访谈法。本研究的访谈对象较为广泛：行政部门的分管领导、公立医院院长、各个科室主任、临床医生、患者。对各个层级的领导和医生进行了访谈，整理访谈资料共41份，文中采纳了20份。访谈让笔者对公立医院市场化的生存智慧有了更为深入的探查和分析，也帮助笔者努力构建出了公立医院在现有制度框架下真实的生存图景。

第二章　研究基础与理论工具

一、研究基础

本研究主要关注公立医院治理问题的发生原因、产生机制以及解决方案。对原因的探寻是学术研究的重要任务，对机制的志趣则是由于机制研究是联结原因和解决路径的链条，是对现象背后逻辑的深刻阐发，基于对机制的透彻掌握才能更为准确地寻找解决路径；对解决路径的分析，不仅是基于对实践的重要指导作用，而且解决路径有效与否也是检验机制和原因探求的关键，所以在原因—机制—对策的框架下本研究对既有文献进行归类。另外，已有研究大多侧重从市场、行政两个维度对既有问题进行分析，并在 1985 年公立医院第一次市场化改革之后就形成了旷日持久的争论，这场争论对当前公立医院治理推进仍然影响深远，因此本研究将对已有研究进行回溯，以期对当前公立医院市场化治理研究有更历史和系统的认知。

（一）公立医院治理历史问题的发生原因

较之计划经济时期的完全行政化治理模式，公立医院治理刚刚引入市场手段后，一方面对公立医院产生了积极的作用，另一方面也带来了很多问题，尤为突出的是医疗费用的超常规快速增长。2002 年卫生部对公立医院大检查统计数据表明，患者检查治疗费用不断攀升，达到了 36.7%；世界银行研究报告（2004）显示：公立医院等医疗机构大处方浪费中国卫生总费用的 12%—37%；2005 年中国社会科学院的调查显示：看病难、看病贵成为当年群众最关心的社会十大热点问题之首。新医改继续走市场化改革之路，在政府主导、倡导公立医院公益性的制度框架下，这些问题依然存在，学者们试图从不同视角寻找问题发生的原因。

1. 政府视角的归因

第一，政府投入不足。在最初面对公立医院市场化治理转型困境时，学界的主流观点认为，公立医院出现种种问题的根源在于政府投入不足。首先，是进行纵向的历史比较。诸多学者（邹富良，2006；余晖，2012；朱恒鹏、昝馨、向辉，2014；杜创、朱恒鹏，2016）都通过与计划经济时期政府的财政投入做比较，得出市场化时期政府医疗投入不足的结论，他们认为计划经济时期公立医院收入的主要来源是直接财政投入，而市场经济时期国家在公立医院财政投入中的比例已经不足 10%。公立医院面临背靠政府、面向市场的谋生困境（李卫平，2006），这成为公立医院医疗费用超高速增长的起因。其次，是进行横向的国家之间的比较。从 2007 年全国统计数据来看，我国公立医院财政投入的比例为 7.3%，低于国际平均水平（李玲，2009）。维尼（2014）总结了我国 2012 年公立医院的收入结构，其中政府财政补贴收入占总收入的 8.15%，医疗服务占 49.38%，药品收入占 40.08%，财政补贴占比低于同期经济合作与发展组织国家。

第二，政府补偿方式转变带来挑战。从计划经济时期到市场化时期，政府对公立医院补贴的方式经历了三个阶段：计划经济时期采用的是财政直接补贴，第一次市场化改革时期推行补供方——公立医院享受药品加价补贴，新医改时期采用补需方——以医保的方式补贴患者。

（1）计划经济时期的财政直接补贴。按照（哈丁，2003）关于政府对不同角色的公立医院的管理模式划分，计划经济时期公立医院是政府的财政预算单位，因其运营完全受政府控制，所以直接财政补贴是当时公立医院最重要的收入来源（杜创、朱恒鹏，2016）。

（2）第一次市场化改革时期的药品加价补贴。市场化改革之后，政府逐步减少财政直接补偿，在向公立医院下放自主权的前提下，政府开始转变补偿机制。国家对公立医院的补偿方式转变为以药补医：国家允许公立医院在销售药品时增加 15%，以此作为增加医疗机构收入的途径。

（3）新医改时期的患者医保补贴。在新医改中，国家逐渐取消了公立医院的药品加成，采取的是强调医疗保险支付的价格补偿办法，意在补需方（李卫平，2010）。

第三，政府规制乏力。政府规制即政府为了保证公共利益的实现，采取多种措施规避市场风险（岳经纶、王春晓，2016）。政府规制是世界通用的政府干预医疗市场的工具。学者们认为，在我国公立医院市场化治理中，政府规制遭遇多种困境，呈现出明显的滞后性和破碎性，其主要原因如下：

（1）行政监管部门林立。诸多学者（李卫平，2006；顾昕，2011；朱恒鹏等，2014）都指出公立医院治理中存在多头监管的问题，如发改委或发改局决定着公立医院的固定资产投资，财政部门负责经费的拨付，医疗定价由物价部门掌控，公立医院院长则由组织部门负责任命和考核，医院内部的技术监管则是由卫生部门负责。这种权力分散型的多头规制方式会产生诸多监管问题：部门间掣肘，分管部门各自为政形成信息壁垒，这样的策略虽然增加了权力之间的制衡，但难以形成贯通一致的政策措施，在紧急状态时更是互相推诿，无法统一协调和指挥（刘丽杭，2009）；责任人缺位，林立的分管部门，各自分管一块，貌似都是责任人，弊端却是真有问题时无法找到责任人（顾昕，2014）；行政规制短板固化，政府规制与公立医院的专业性、技术性，以及供求多样性无法相适应，导致一些规制永远也规制不好。例如公立医院的价格规制问题，物价部门很难对医疗服务进行准确、实时定价，导致如今体现医疗技术的服务价格偏低，有的低于成本价（岳经纶、王春晓，2016）。

（2）政府过度放权。公立医院市场化改革的过程是政府逐步放权的过程。但在面对市场化改革的种种问题时，学者们不断追问：放权的边界在哪里？政府过度放权导致了过度市场化，成为一大部分学者的原因论断。

对于政府过度放权的认知在程度上分为两个层次：一部分学者强烈反对政府放权，认为政府办医与公立医院进入市场水火不容。如有学者指出，医疗服务不能由市场来主导，必须由政府主办，而且大多数发达国家都是由政府来主办医疗服务（李玲，2009）。另一个层级则认为政府放权太多：如有学者认为，公立医院在被推向市场的同时，享有特权（免税），这样一来其盈利几乎不受市场、伦理、法律甚至政府的约束，成为脱缰的野马（邱宗仁，2006）。葛延风（2006）肯定了国家对公立医院从实行财政直接全额补贴转变为强化自身经济核算的做法，但他认为问题的关键是政府同时也将监管等权力放弃，企图通过鼓励公立医院创收来实现自负盈亏，这就会导致过度市场化。李卫平（2006）认为政府放权，导致管理职能过弱甚至不到位，才使公立医院出现在缺乏市场规则、市场监管中医疗价格的不断扭曲、医疗收费一路高涨等问题。李卫平（2012）以 Preker-Harding 模型对公立医院的五项改革政策进行分析，指出在公立医院的决策权、剩余索取权和市场进入权三项权力的改革中，政府必须由直接行政问责转为合同方式的间接问责，并以财政补助作为约束保障，否则对公立医院放权就相当于鼓励公立医院追逐商业利益。正如顾昕（2011）所言，这种国家退出只是政府推卸了责任，而不是自我限制了权力。

伴随公立医院市场化改革的不断深入，在政府视角的归因，从开始单一的投入不足、规制乏力的归因逐渐演化成对行政过度放权的归因，这一归因也成为引起行政派和市场派论战的主要导火索，到底是行政过度放权还是放权不够成为论战的焦点，本书将在以下的机制阐释中进行详述。

2.公立医院视角的归因

公立医院在市场化治理过程中，不仅无形之中要受市场这只看不见的手的指挥，也无法逃避行政这只看得见的手的干预，在这些有形和无形的治理干预中，作为市场行动主体的公立医院形成了自身的行动逻辑，而这些行动反过来也会影响市场化治理绩效，因此对公立医院的归因也是必不可少的。

首先，是被动顺应市场规律。公立医院市场化转型是被动的，主要目的是服务于经济体制改革的目标，而不是社会发展的目标，因此其改革的主动性并不高，自身改革的目标也不明确（葛延风，2006）。在财政投入减少的情况下，公立医院承受市场或者类市场的压力急剧增大，开始强调自身的经营性，市场逐利的趋向明显（李玲，2009；顾昕 2011；朱恒鹏，2014）。市场在医疗资源配置中起主导作用后，医疗卫生资源很快向高利润领域流动，导致 80% 的卫生资源在大城市、三级医院集中，基层医院则形成了医疗机构资源匮乏、技术薄弱、设备落后的局面，医疗资源配置的公平性和可及性不高（古长青，2008）。

其次，是主动应对政府的放权。改革开放后，政府对公立医院实行了逐步放权的策略，不断加大公立医院的自主经营权，放权过程中只保留着控制编制和控制投入、医疗定价的职能，将医院的决策权和日常运营权都交给了公立医院，以增强公立医院的经营自主性（李卫平，2005；顾昕，2011）。公立医院利用政府放权的机会，在市场上追求收入最大化的行为不可避免（顾昕，2012）。

3. 政府—公立医院关系视角的归因

这一视角的归因从分立走向整体，侧重政府和公立医院的互动研究，总体而言这类研究的逻辑是：政府与公立医院的目标一致与否，是问题产生的原因，在这一逻辑下的研究大致分为三种理论进路：

首先，是以委托代理理论阐释二者关系。委托代理理论通常运用于信息不对称的情境中，一方因高昂的监督成本和信息盲点，而将实际运行的权力委托给代理者（Lazear，1981）。周飞舟（2009）曾依据这一理论提出了具有很强解释力的晋升锦标赛理论，用以分析我国政府公职人员晋升现象。在医疗卫生领域，李卫平（2006）认为政府与公立医院的管办关系中，如果能够基于同样的利益目标，则治理将会是良性发展的，而如果委托人和代理人利益产生分歧，代理人有自身的利益追求时，则公立医院治理很难在预期的轨道上运行。

其次，以权利—责任理论阐释二者关系。在这一理论进路中，政府赋予公立医院的权力和公立医院承担的责任相统一，才能更好地实现治理目标，政府与公立医院权责不分则会产生问题。事实上，就世界各国的经验而言，在起初兴办公立医院的阶段，都是政府主办、政府筹资，实施政事合一、管办合一的方式（伍凤兰，2016），我国在计划经济时期即是如此。在我国政府与公立医院产权—责任体系中存在两大问题：一是大多数学者认为公立医院产权是模糊的，虽然公立医院产权属于政府，但是并没有明确的归属主体，导致出资人实际上处于缺位状态，公立医院自身也没有形成自主管理、自主约束的法人实体，所以权力归属空缺。相应地，对谁负责也就无从谈起（刘丽杭，2009；伍凤兰，2016）。二是公立医院管理中存在权力重叠、多重管制的弊病，不仅造成公立医院责任繁多，而且进一步弱化了政府的产权约束（伍凤兰，2016）。

最后，以主体—从属理论阐释关系。伍凤兰（2016）认为政府与公立医院地位不同，公立医院应该处于政府的领导和管理之下，居于从属地位，政府代表着社会公共利益，公立医院则在关注微观运行收益的同时还要承担社会责任，这就要求占主导地位的政府需要制定和优化公立医院的发展布局，尤其是当公立医院偏离时，政府有责任及时纠偏。显然，如果政府在这些方面没有承担好主体责任的话，公立医院就很容易跑偏。

综上所述，在三个维度的归因中，政府的归因是问题的主要原因，认为政府行政政策的变化诱发公立医院自身的行动并与政府形成互动，因此政府的归因成为原因的主要焦点，这一维度的原因回溯主要集中在政府投入和行政放权两个方面，那么这两个方面的原因在何种机制下导致了治理问题的出现呢？

（二）公立医院治理历史问题的产生机制

根据上述问题产生的原因回溯，已有研究表明关于引入市场化后，公立医院治理问题的产生机制大致为两种：

1. 政府投入不足产生公立医院市场化问题的机制

杜乐勋（2006）以计量经济学模型分析影响医疗费用的各类因素，得出结论：政府的投入多少与医院对利润的追求成反比。换句话说，政府对医院投入水平越低，医院会通过更多的服务获取收入。该模型推算结果表明：业务收入占医院总收入每增加1%，卫生总费用增加0.23%（葛延风等，2006）。这一模型针对政府投入过少导致公立医院治理出现问题的机制。

政府投入不足的情况下，以给政策的方式给予公立医院充分发展的自主权，意即只要是有利于公立医院发展的，政府都不会过多阻拦。公立医院却利用信息不对称、政府—公立医院关系模糊，走上严重依赖药品和新技术的获利之路（谢士强，2015）。杜乐勋（2006）以项目弹性法则阐释这一现象：在政府预算拨款的项目弹性法则支配下，政府采取了不能给钱给政策的方法，将医疗服务的经济负担间接地转嫁给了患者，公立医院则在无人监管的境况下展开激烈竞争，于是大医院蛋糕越做越大，小医院则无法生存。

2. 政府放权产生公立医院市场化治理问题的机制

由政府放权所导致的公立医院市场化治理问题，在已有的研究中呈现出两种截然不同的机制阐释，即过度化市场机制和伪市场化机制，这两类机制一则强调政府放权太过，公立医院过度市场化；一则强调政府放权不完全，导致公立医院不得已采取替代性策略适应市场，二者均导致以逐利为主要特点的公立医院市场化治理问题。

（1）过度市场化机制。过度市场化机制过程为：在公立医院市场化改革进程中，政府将决策权和控制权下放给公立医院，公立医院自主权增加，从属地位下降，剩余索取权提高，产生逐利行为。以这一机制阐释公立医院市场化治理问题的学者认为，政府放弃责任，鼓励公立医院以创收实现扭亏为盈，甚至可以获得更多利润，导致了公立医院像企业一样以营利为目的（葛延风，2007；邹富良 2006）。由此引发了过度市场化的各种危害：伍凤兰（2016）指出过度市场化使公立医院专注于经济效益，从而削弱其本应承担的某些社会功能，偏离公益性轨道。邹富良（2006）则认为由于各级政府采取默许或鼓励医院以服务赚取利润，这种放任公立医院逐利行为的做法，必然导致看病贵的后果。

（2）伪市场化机制。与过度市场化所认为的政府放权太多不同，伪市场化强调政府放权不够，他们认为政府下放的是公立医院进入市场的自主权，而人事权、经济权（定价权）等行政权力仍然被政府掌控，在这种行政型的市场化机制中公立医院产生逐利行为等治理困境。

伪市场化由周其仁（2008）提出，之后顾昕（2011，2012，2014，2017）多次印证及论述这一概念，顾昕也称其为行政型市场化。综合周其仁和顾昕的观点，对这一机制进行解释：即公立医院的市场化过程，是政府推卸责任将公立医院被动推向市场，而并非政府放权给公立医院，这一路径产生的行政型市场化有两方面突出的表现：一方面公立医院主要的收入来源高度依赖自身的医疗服务收费，另一方面公立医院运营却方方面面受到行政协调机制的约束，尤其是大多数医疗服务项目的价格依靠行政定价，因此这样的公立医院市场化不是完全市场化，是伪市场化。

关于政府的行政定价，顾昕（2012）认为公立医疗机构中绝大多数医疗服务项目的价格由政府来确定，大部分常用药品的价格（最高零售限价、中标价和利润加成）都是由政府来确定。顾昕（2011）引用兰格（1981）的论断，认为行政定价永远是定不准的，尤其政府部门希望维持公立医院的公益性，医疗服务定价始终偏低，于是公立医院通过以药补医、以技补医、以耗材补医等应激性策略手段，弥补人力资源、基础设施、正常运行和发展的亏空，从而造成供方诱导、过度医疗等公立医院逐利行为。李卫平（2006）也陈述过同样的观点，她认为在行政定价偏低或定不准的定价控制权下，公立医院为了弥补亏空只好调整其行动，抬高药费，过度引进新技术项目，导致医疗费用迅速上涨。顾昕（2012）还批驳了以政府拨款已经不占公立医院收入主体就认为公立医院已经市场化了的观点，主要依据是我国公立医院的运营更趋向受行政力量的左右，医院运行依然受制于行政协调机制。

在行政低定价约束的同时，政府放开了结余留用权激励公立医院的创收热情。1979 年国务院《关于加强医院经济管理试点工作的意见》指出，公立医院收入的结余部分可用于个人奖励和集体福利，这是有关公立医院结余自留的第一个文件（朱恒鹏等，2014）；1980 年又提出了"全额管理，定额补助，结余留用"的财政补偿措施（李卫平，2006）；之后公立医院对结余自主的权力逐渐扩大。伍凤兰（2016）则认为公立医院因为剩余索取权的获得已经由政府行政附属机构，摇身一变成为独立的经济体，这必将推动其过度追求经济效率，与政府的公益目标形成偏差。

由此伪市场化机制可概述为：公立医院在市场化治理过程中，由于政府的控制权没有完全放开，尤其是行政定价权仍然为政府所掌握，而行政定价以公益性为导向，故定价一般会偏低，于是公立医院为了弥补由定价低而产生的亏空，过度利用结余留用权，产生创收机制。

（三）公立医治理历史问题的解决路径

针对以上公立医院治理历史中存在的问题，学者们提出各种解决方案。笔者总览这些解决方案后发现，它们涉及公立医院治理市场化改革的方方面面，涵盖人事制度、医疗服务提供、药品销售、组织结构等，这些方案有的已经进行了多次、多地的试点试验，而有些在争论中没有得到足够回应或发声较弱而不了了之。无论实施与否、效果如何，总体上这些解决方案可以分为强化政府管理的再行政化和强调市场作用的去行政化两大类，两种路径分别以制度顶层设计和充分市场化竞争为核心要义。

1. 再行政化路径

再行政化的原因和机制链条为：政府在公立医院治理中过度放权，导致公立医院过度市场化，产生了逐利行为。根据这一分析进路得出的办法，即为加强政府管制，将多放的权力收回去。已有研究中对公立医院治理再行政化路径的阐释，主要涵盖以下几个方面：

（1）强调政府办医的主体身份。顾昕（2006）从功能主义视角出发阐释国家办医主体的身份，这一观点认为国家所提供的公共品是市场无法企及的，因此国家的办医主体身份是当之无愧、不可撼动的。在这样一种公立医院的传统认知中，当公立医院市场化治理发生问题时，人们也很容易将责任推到政府身上，政府没有管好成为主因。不断有学者强调国家作为办医主体的优势，如李卫平（2005）认为国家控制公立医院所有权，有利于根据宏观经济状况和医院本身的发展情况，调整办院方向，确保其为大多数民众服务。李玲（2010）推崇政府办医主体的价值，认为政府要主办公立医院，这体现了政府履行职能的能力，同时有助于提高监管水平，更能体现我国的制度优势。

在此基础上也有学者对管办分开、法人治理等迁移办医主体的做法表示反对。李玲（2010）批判了管办分开的办法，她认为世界上大多数国家举办和监管部门都是同一个机构，管办分开仅仅适用于企业管理，是针对营利性质的企业的，而公立医院恰恰是非营利机构，不存在经营性收入，可以管办一体。李卫平（2006）则建议忽略管办分开，认为管办是否分开对公立医院治理的现状影响不大。李玲（2010）虽对法人治理形式持肯定态度，但仍然坚持政府管控，她认为很多公立医院提出建立法人治理结构是为了获得更大的自主权，从而实现更多的利益。李卫平（2006）和朱恒鹏（2014）则认为中国还没有适合法人治理结构的社会文化氛围，以及相配套的制度，如成本核算体系、人员薪酬体系、绩效评估体系、社会声誉机制等。

在具体管理方式上，不少学者倾向于将林立的行政主管部门整合为一个统一的部门，将权力集中起来，对公立医院进行自上而下的全方位管控（李伟，2016）。学者指出要仍然坚持由政府定价，但是要削减药价，提高医疗服务技术和体现人力资源的价格，让看病的人和技术变得更值钱（谢士强，2015）。

（2）建立行政主导的管理体系。要想强化政府管理，显然需要建立体现政府意志的管理体系。如由政府管理公立医院的财务运行，以使医院运行符合出资人意图，建立公立医院绩效评估体系，由政府对公立医院运行和院长进行绩效考核（李卫平，2006），控制结余率，控制医院发展规模，削弱公立医院的市场获利动机。对不断试点的公立医院自主化改革探索持否定态度，主张应该加强政府对公立医院治理结构形式、运行机制、财政补贴等制度管理，要制定刚性的公立医院治理模式框架，关键解决那些非投入的制度设计、制度规划等问题（孔祥金，2012）。

（3）以政府管制保障公立医院公益性。对公立医院实行从外部到内部的双重管理，维持公立医院的公益性，政府举办更能保障公立医院公益性，而购买需要政府更高的管理水平，如合同制度的成熟、监管制度等（李玲，2010；付强，2015）。孔祥金（2010）以法律法规《医疗机构管理条例》第三条规定"医疗机构以救死扶伤、防病治病、为公民的健康服务为宗旨"表述公立医院的基本社会属性为公益性，因此政府应监督公立医院不以营利为目的，向社会提供各类医疗产品或医疗服务。周良荣（2010）、井永法（2011）就公益性体现中，政府和公立医院的关系做出判定，认为政府是公益性保障的主体，医院只是公益性保障的载体。

学者们支持行政强制的同时对政府购买提出批评。李玲（2010）借用布莱尔政府提出合作、协作作为公立医院改革目标，针对英国早前公立医院市场化改革产生的医院内部管治理以营利为核心最终走向唯利是图的商业化之路的案例，提出对政府购买的批评，她认为政府购买实质上是"政府买单的市场化"，其后果是比政府不买单的市场化更为严重的价格高涨。

2. 去行政化路径

去行政化的原因和机制链条为：行政放权不充分，导致公立医院治理在市场化改革的进程中受到多重行政桎梏，才产生了绕开行政管制逐利创收的行为。很明显，根据这一进路则需要剥离公立医院治理中更多的行政约束，让公立医院走向充分市场化的治理之路。已有去行政化路径的研究认为，去行政化的终极目标是对公立医院进行市场化组织变革，即将决策控制权移交给公立医院，公立医院以独立法人身份接受市场规则参与市场竞争，积极提高对市场的敏感度和适应性。对组织的市场化改革一般有三种形式，即自主化、法人化和民营化。我国一直采用的方式是自主化方式，2009 年新医改出台后鼓励走向法人化的改革方向（朱恒鹏等，2014）。

在明确终极目标的前提下，学者们纷纷探讨公立医院去行政化的阶段性目标或具体目标。刘明芝（2016）从公立医院外部表现和内部运行两个维度提出去行政化的目标是：降低或消除公立医院的外在行政表现，具体目标为取消公立医院行政级别，扩大经营自主权，切实实现管办分开；内部管理体制方面要减少官僚化和行政化。顾昕（2011）以公立医院组织变革为切入点提出其去行政化的目标是：将公立医院变成真正的独立法人，从而进入全民医疗保险下医疗服务行为大转型的市场环境，充分发挥公立医院的自主性，使其自由选择竞争策略。郑南君（2015）从实践需求出发，提出公立医院去行政化的目标是：除取消行政级别、采用法人治理之外，主要是在公立医院内部管理中解决人事、绩效考核的问题。去行政化的主要靶向和预期目标（见表 2.1）：

表 2.1　公立医院去行政化靶向及预期目标

利益关系	去行政化靶向	去行政化目标
政医关系	管办不分	管办分开
财务关系	直接拨款	政府购买
组织关系	行政隶属关系	独立法人地位
人事关系	事业编制	合同制

资料来源：笔者根据历年文献整理

（1）强调公立医院的市场主体地位。这一路径以扩大公立医院自主权为目的，因此学者们对其已有组织架构提出质疑和改造设想。顾昕（2012）认为要突破公立医院行政化的组织和制度架构，必须让公立医院从行政隶属关系中解脱出来，变为提供医疗服务的市场主体，由此他提出了公立医院法人治理模式。对建立法人治理结构这一去行政化路径，学者们已经达成共识，他们认为建立法人治理模式可以更好地发挥公立医院的自主性和积极性。

关于法人治理概念的探讨。公共服务领域的法人治理模式来源于企业管理领域。

法人治理是指将公立医院改制成独立法人的组织结构，并使其拥有更大的剩余索取权，同时保留其公共部门的性质，这样公立医院就成为既面对市场又具有官方权威的法人实体（亚历山大·S·普力克，2011）。公立医院建立法人治理结构目标人群是公立医院的高层管理者，目的是形成一套有效监管和激励的制度安排（熊季霞，2013）。

法人治理模式种类繁多，大致分为以下四种：内部治理型、行政分权型、理事会型和董事会型（熊季霞，2013）。法人治理结构的实质是扩大组织运营的自主权，同时兼有行政的问责和控制权，但此时政府的责任是监管而不是运营（Thynne，1995）。在法人化的公立医院中，管理者对公立医院的运行实际上拥有完全自主权和控制权，也承担着所有损失的责任（顾昕，2006）。法人治理提倡政府以补需方的方式形成医保机构对公立医院医疗服务的购买机制，由医保部门代表广大患者与医疗机构形成力量制衡，达成谈判基础进行讨价还价，控制医疗费用的上涨（顾昕，2010）。

关于法人治理实现的条件研究。法人治理结构有其必需的实现条件，如对地方政府治理水平的要求很高，因此并不是所有地区都具有这样的条件，探索法人治理路径只能在适宜的地方进行（谢士强，2015）。莫得莱特（2009）认为公立医院法人治理模式实现的首要条件是，代理人与委托人之间形成良好的互动，从而实现帕累托最优。在委托人利益实现的具体方式上，周靖（2012）提出了植入和搭载两种方式，以促使委托人和代理人之间有实现共同利益的基础和意愿。

关于法人治理结构建立方式的研究。黄玲（2013）认为建立以董事会制度为核心的医院法人治理结构，即由董事会决定医院发展规划、人事任免等医院重大事务，董事会成员构成兼顾政府、医疗机构和社会各方利益，既体现公共性，又体现市场性。万祥波（2014）建议在医疗联合体基础上建立法人治理结构，建立理事会、监事会、院管会互相制衡的治理结构。

（2）强调充分的市场竞争机制。学者们基于对国外和国内实践经验的总结，认为对公立医院放松行政管制，引导其进入市场，并与其他主体办医形成竞争，是符合公立医院治理规律的。具体做法是引入市场机制，由医院、医保机构和供应商形成三方博弈和利益相关者参与机制（伍凤兰，2016）。政府不强制定价，让法人治理结构的医院自行参与市场运行，由市场决定各种服务的价格，对某些付不起费的患者，政府通过向公立医院支付补贴或者购买等方式提供支持，而不是采取让公立医院直接减免费用的方式支持（Harding and Preker,2003）。对于引入市场机制的具体方式，也有学者指出不仅要政府放松对公立医院的直接管制，还要引入社会力量，以市场竞争为导向，充分发挥民营医院的优势，以市场竞争的方式促进各类医院的互动式良性发展（王晓玲，2012）。

（3）以政府购买实现公立医院的公益性。去行政化路径的支持者们认为公立医院公益性的实现并非其自身的责任，而应该是政府的责任，其实现的路径则是购买。这一主张源于斯沃斯（2000）对政府提供集体物品的方式探讨，斯沃斯认为这一方式的前置条件是：政府并不必然是公共品的直接提供者。这就意味着政府在需要为困难群体提供基本医疗服务时，向公立医院采取政府购买的方式购买服务。秦晖（1999）认为在现代语境中，公益的含义更接近于公共品，而提供公共品本就是政府的义务，政府对公共品的拥有则需要通过购买。李卫平（2010）也认为政府的卫生投入方式分为按资源投入和按服务投入两种，对公立医院履行公共职能投入不足，不是公立医院公益性淡化，而是政府购买医疗服务职能的缺失。邓大松等（2012）认为公立医院的基本医疗服务是纯公共品，其本身应该由政府提供、购买或者提供制度安排，而不是公立医院的责任。王云岭（2015）也认为在医疗服务的开放性市场中，公立医院只负责提供医疗服务，并不需要承担公益责任，医疗服务公益性的实现可以依靠政府购买来实现。在购买方式上，万祥波（2014）认为行政化财政拨款并非明智之举，因为会衍生公立医院向政府相关部门变相争取，还会因监管不力导致资金下拨被层层截留，实际效用打折扣。Preker-Harding 模型则认为公立医院社会功能的体现就是通过政府购买和保险规制，为需方实现筹资。顾昕（2017）认为基本医疗服务、基本药物，需要政府通过医疗保险购买。

综上所述，在市场化改革中公立医院治理绩效欠佳、医疗费用增长迅速、医疗资源分配不均成为广为诟病的社会问题，对其产生的原因，本研究从政府、公立医院、政府—公立医院关系三个维度进行了分析：在政府层面得出政府投入不足、补偿方式转变，以及政府规制乏力等原因；在公立医院层面的归因，集中在其主动应对放权和被动适应规律等方面；从二者关系也以相关理论探究了原因。

基于这些原因，公立医院市场化治理出现问题的因果链条为：政府过度放权，推动公立医院走向市场，导致公立医院产生逐利行为，进而市场化治理遭遇困境。然而深入这一链条的发生机制研究，可以发现明显的学术分歧：一部分学者认为政府放权，放弃管制责任，进而鼓励公立医院进入市场以服务换取利润，导致公立医院治理的公益性较差。换句话说，是在政府制度建设不足、监管不严基础上，过度市场化机制导致公立医院在市场化治理中产生逐利行为，出现治理困境。另一部分学者则认为政府并非放权将公立医院囫囵推向市场，而是有所保留：政府放的权是经济投入的责任，而行政管制权如医疗服务定价权、医疗技术人员的人事权依然由政府掌控，由此形成的行政型市场化或伪市场化机制，导致公立医院在行政—市场的夹缝中，以逐利行为变通应对行政的不合理约束。公立医院微观行动逻辑产生的机制由以上两种机制衍生而来。

过度市场化机制与伪市场化机制两种不同的机制研究引出两种不同的公立医院治理路径：一种为再行政化的治理路径，简称行政派，该路径是制度主义的，方式是深化制度改革，构建顶层设计。强调政府办医的主体性，倡导加强行政规制，以行政强制手段实现公立医院公益性。另一种是去行政化的治理路径，称为市场派，该路径是竞争主义的或市场主义的，方式是法人治理模式的探索。其目的是要剥离行政干预，强化公立医院的主体性，建立法人治理模式，公立医院以独立法人身份参与市场竞争，政府通过购买方式实现公立医院的公益性。去行政化是新医改后公立医院治理的目标，因此持续的实践和研究较多，但遭遇诸多困境，现阶段未能实现去行政化的目标。下面对以上集中体现当前公立医院治理研究成果的两种路径进行评述：

1. 两种治理路径的探讨都缺乏历史参照

我国当前处于社会结构的转型期，这一转型不仅仅是指经济结构的转变，还意味着社会、观念、文化等多个层面的结构性过渡。由于这个过渡的过程是新旧交替、传统与现代胶着的过程，因此转型不可能一蹴而就，将会是一个较为长期、反复、持续的过程。在这一过程中，各种已然存在的要素都处于变动中，呈现出明显的流动性、过渡性和不稳定性，将在发展中出现不平衡和不协调现象，在各个层面人们的身份和组织角色也表现出一种模糊性，这种模糊有过往和当前的重叠、交织和变化，边界不清晰，目标也不明确。这样的模糊也可导致身份和角色的冲突，这种冲突将蔓延到转型期的各种制度、各个领域、各种利益相关者，引起多主体的相互牵制、相互否定和相互怀疑，转型之变则更加复杂化和模糊化。

市场派去行政化治理路径在经济学和公共管理学范畴内是完全可行的，西方完善的市场经济国家也做出了很好的示范，但是市场派忽略了我国所处的转型期历史阶段。这一阶段我国在制度保障、法治建设，以及人们的思想观念上仍然处于模糊状态，因此公立医院在去行政化试点过程中，即使对公立医院做出了有效的制度安排，但由于配套制度不健全、制度环境不契合、人们思想观念不融入，治理实效不会如鱼得水，持续发挥作用。相应地，行政派再行政化的治理路径，也没有注意到转型期的模糊性，希冀在制度强制一端做出努力，约束已经在市场中面临激烈竞争的公立医院行为，其约束效力在面临强大的市场力量时会显得力不从心。

因此任何公立医院治理模式的研究，都应该以历史参照为前提，深刻认识我国市场化改革当前所处的历史阶段，深刻认识公立医院的历史发展脉络和我国仍然处于社会主义初级阶段的历史现状，在此前提下对公立医院治理模式的探讨才不会迷失在镜花水月、孤立无依的境地中。

2. 已有研究囿于治理手段的探求，未形成理论体系

无论是行政派还是市场派对公立医院治理模式的研究，所包含的顶层设计、制度建设、法人治理、管办分开等各种治理模式，其实质都是对公立医院治理手段的探讨，且这些手段大多是套用国外已有的治理方法，未充分考虑中国公立医院的全貌以及实际情况，因此不可避免地呈现出刻板性。如关于公立医院法人治理的研究，仅组织方式就有多重争议：董事会是否兼容政府，社会成员是否参与，职工代表是否纳入等未有定论，最终也都流于形式；另外，行政惯性在法人治理中继续存续，难以脱离行政套路；各地在一知半解中开始艰难探索，全国上下不断出现各种模式，而每种模式都如昙花一现，难以持续。

有关市场化和行政化治理模式的现有研究都没有形成完整的理论体系，在这种情形下，无论是市场化还是行政化的治理手段都显现出碎片化图景，在具体问题的争论中各自都显得力不从心，甚至有时会自相矛盾。在实践中也因无法获得全面和持续性的理论支撑，很多策略半途而废或者收效甚微。

3. 现有研究呈现出行政与市场的分立

已有研究基本形成了公立医院治理行政—市场二分的局势，将行政化与市场化定位为水火不容的两种路径。如葛延风、李玲认为商业化、市场化的道路是完全不符合医疗事业发展的规律和要求的道路，并且认为这是被世界各国实践都已证明的错误路径。顾昕则认为寄望于行政化的顶层设计是临渊羡鱼，只有市场化的竞争，才是公立医院治理的必由之路。二者的争论从 2005 年开始持续至今，在新医改公立医院尝试去行政化改革后，虽然市场派占据上风，但是改革进行得并不顺利，公立医院的市场化治理止步不前，去行政化步履维艰，行政定价依旧存在，人事制度改革未见推进，法人治理结构难以实现，尤其是在医疗保障几乎全民覆盖之后，也未建立起市场派预期的所谓政府—公立医院契约化谈判价格机制，公立医院逐利机制依然无法扼制，医疗服务价格继续一路走高。

新近研究中，市场派开始关注行政的作用，二者在多年争论之后出现融合趋势。顾昕（2018）首次提出："尽管公立医院去行政化是全球性的大趋势，市场机制和社群机制在公立医院治理的诸多领域发挥主导作用的空间越来越大，但这绝不意味着行政机制的消除。"他认为市场与行政互相依赖，市场治理有赖于行政机制所建立的制度，而行政治理难以超越市场协调机制。这似乎开启了公立医院治理行政—市场融合的大门。

由此可见，理论的发展趋势和实践面临的困境都亟待需要一种新的、中观层面的、融合行政—市场的公立医院治理理论出现。这完全符合制度变迁中行政—市场的互动演化理论——行政和市场之间不仅仅是此消彼长的零和博弈，二者在动态和静态中是相生相伴的关系。在参照我国所处历史阶段的前提下，本书将加强行政再规制治理引入当前的公立医院治理中来，并试图用该理论解决在公立医院治理中长期存在争议的一对矛盾——市场边界和政府职能的限度，探求公立医院治理中行政再规制要怎么做以及做什么的问题。

二、理论工具

本书试图借助新的理论工具——新制度主义分析和解决当前公立医院治理中存在的问题，进而探讨公立医院治理过程中，行政与市场的制度边界。较之以往新自由主义对行政的摒弃，新制度主义非常重视脉络，即制度的功能，而制度是行政规制最为有力的手段。因此在新制度主义视角下，对行政与市场这两个制度要素的重组与调整进行阐释，深描其过程并评判其功效，能更为客观地对市场和行政边界做出判断，最后得到更为合理的治理路径。

（一）新制度主义理论

新制度主义是在对第二次世界大战后占主导地位的行为主义、多元主义、理性选择理论的批判中发展起来的。新制度主义对以上理论的批判主要集中在对它们假设基础的质疑：行为主义和理性选择理论的假设基础是将个体作为能动的分析单位，强调个体偏好对行为和选择的决定作用，从而忽略了社会结构、社会关系对个体的形塑和规训；多元主义认为个体偏好的叠加即为集体偏好，新制度主义认为个人偏好不可能叠加，并且在叠加过程中集体偏好已经被重新塑造；多元主义和行为主义假定个人选择受个人偏好指使，理性主义也认为个人都会追求利益最大化，新制度主义则认为偏好是制度结构的内在产物；功能主义认为只要有环境变化就会有制度变化，而新制度主义认为发展过程是复杂和无效的。

新制度主义强调脉络，脉络在这里指的就是制度。新制度主义认为，制度是影响个体行为的重要因素，故新制度主义分析的是制度的具体模式与社会结果或政策差异之间的因果关系。新制度主义的制度涵盖广阔，包括制度、政策等各个方面。必须说明的是，新制度主义并不关注解释制度的产生，而是关注制度的影响力和关系层面，即制度如何约束个体的行为及与个体之间在制度框架下的互动。与其批判的主流理论的主要区隔在于，新制度主义不是以原子化个体为解释单元。

新制度主义关注制度对个体的塑造和制约。新制度主义将制度或结构视为自变量，个体行为则为因变量。制度发挥的作用包括：约束政府制定政策的能力、制约政策制定者的能力和决定行动者对政策结果的影响力。换句话说，新制度主义认为制度是影响个体行为的结构性制约因素，在制度影响下形成的个体行为具有稳定性和规则性，制度的存在使得个体与个体之间的互动不再随机，而是表现为特定的模式和有预测的可能性。

新制度主义的代表人物是马奇和奥尔森，他们在新制度主义研究中的焦点是对行为主义、多元主义和理性选择等一系列理论的批判，强调制度脉络的重要性、适当性及偏好形成的内在性，并提出历史发展的非效率性和路径依赖。在该理论中与本书较为密切的分析框架是制度变迁理论、路径依赖理论以及偏好生成理论。

1. 新制度主义的制度变迁

早期的新制度主义关注制度遭受外界冲突发生变化的事实，如战争、重大的经济危机等，因此对制度变迁的解释路径基本上是冲突—回应的解释框架。这一解释框架隐藏着一个假设，即制度具有内在的稳定性，如果不是外力打破的话，本身很难从内裂变产生变迁。

依肯博睿（1988）解释了制度内在持续性特征的成因。总体而言，他认为有以下四种因素促成了制度内在持续性的特征：

（1）制度的形成会自然赋予一些人和集团以特权，这些集团或组织会推动制度的存续。

（2）制度环境变化和制度内部行为人变化的落差，即使制度环境发生了改变，制度内部的行为人仍然会以其已经掌握的技能维持制度原有的倾向。

（3）在制度变迁中，制度即便发生变革也会在既有制度中进行，因此被制约和影响是不可避免的。

（4）新制度变革所发生的成本和预期的不确定性，也将成为制度持续性的激励因素，毕竟谁又能保证新的一定比旧的就好呢？因此既有制度固化也在常理之中。

显然，从冲突—回应框架解释制度变迁的过程，一定是激进式的、被动式的，而事实上很多制度变迁都具有渐进式、缓和发生的特征。后期在理论内部发生了争论：制度变迁到底是激进式的还是渐进式的。这一争论的焦点直指制度变迁的过程和动因。新制度主义理论在推演中也注意到了这一问题，并将理论研究逐渐转向解释渐进式制度变迁的过程（肯布贝尔，1977），理论流向转为分析渐进式制度变迁的内部动因。

新制度主义者将制度视为复合体而非单一体，因此在外部情境发生改变后，内部要素将会相应地发生变化、产生冲突，从而引起制度变化。在这一理论源流指引下，新制度主义者开始关注制度构成要素之间的冲突和互动（斯维尔，1992）。这一讨论逐渐集中在制度内部要素组合模式的变化上，主要有以下几种代表性观点：首先，是斯塔克（1991）的重新组合学说。他认为制度变化不是新制度直接替代旧制度，而是既有制度内部要素的重新组合。其次，是肯布贝尔（1977）的存续变形说。这一观点认为，即使新制度来临也不会与现有制度一分为二，而是显示出既有要素和模式延续的特点。最后，是格雷夫（2006）的制度精细化说。这一观点重申了新制度不是凭空出世的，而是旧制度内部某些要素的修正或者革新，他将此命名为制度的精细化，其言下之意是：制度变迁的动力是对既有制度的完善，而完善的路径是对内部要素的变革和重组，甚或引入新的要素。

然而不得不承认的是，制度变迁中的内部要素无论产生何种变化，或变更，或整合，或有新要素加入，都依赖于制度中的行动者。只有个体行为才能促成要素之间的冲突和变化。个体行动者在制度变迁中的重要作用一旦被重视，理论的视角就很容易转移到行动者之间的权力关系上来，从而可以得出如下结论：制度的存续是制度行动者的内部平衡状态，是既得利益者不断行使权力的过程（赫尔，2010）。无论是制度的存续还是变迁，其动因一定是内部行动者权力关系在起作用，而行动者的意图未必达成最终的结果，因此基于行动者的制度变迁分析并不稳定，只有阐释行动者之间的互动关系才能全面地解释制度变迁过程。

在新制度主义理论框架下的制度变迁，否定了以原子化个体解释制度变迁的过程，而是侧重于从制度脉络中观察新旧制度的交替过程，以及交替中背后行动者的权力变化。在制度变迁中，既有制度中各个要素的组合发生重组和变化是导致渐进性制度变化的依据，他们认为正是要素的不能完全替代才是制度变迁缓进而依赖的根源，而制度变迁本身就是累积性的逻辑结果（杨光斌，2011）。

2. 新制度主义的路径依赖

新制度主义者习惯用路径依赖解释制度变迁现象，那么在新制度主义者看来，路径依赖的含义是什么？他们又是如何运用路径依赖解释制度变迁的呢？

路径依赖的含义。诺斯（2005）从制度产生的源头说起，认为即便是新制度设计所需的技术仍然与设计旧制度时候的一样，因此制度变迁必然携带着路径依赖的基因。路径依赖有广义和狭义之分，广义的路径依赖是指初始阶段对后期产生的因果影响。换句话说，持这一观点的学者更加关注历史的重要性，如斯维尔（1996）阐释的路径依赖，是指前一阶段的事情对后一阶段事情所产生的影响。狭义的路径依赖也承认历史的重要性，但在此基础上他们更加强调变更的成本，即一旦选择某种路径，变更路径的成本会伴随时间的增加而不断增加，因而很难发生变更。也就是说，持这一观点的人认为路径依赖的根源在于变更成本过高。根据对路径依赖含义狭义和广义的理解，可以看出，新制度主义的路径依赖就是制度从前对现在有着不可回避的影响。

路径依赖对制度的解析意义。关注路径依赖必然会关注事件发生的时间和发展的全过程，即对一个事件结果的解释会更关注它所发生的背景、初始状态以及宏观脉络。这就与以往只关心共时性因果关系的研究大为不同，新制度主义的路径依赖更关注历时性的因果关系。同时，很显然路径依赖将时间观念引入制度分析中来，也就是在路径依赖的理论框架下，重要的不再是发生了什么，而是发生在什么时间，最初历史一定会对后来产生影响。在这里，历史不是简单理解的过去，而是事件的历史推展过程（皮尔森，2000）。他们认为初始事件一定比后期事件对结果能造成更大的影响，即路径惯性。在这一观点的认知中，时间长短不是改变的必然要素，一旦选择就很难偏离。

新制度主义者将路径依赖更多地运用到制度变迁的解释中，然而在新制度主义内部存在两个面向的解释路径。以皮尔森为代表一派的解释为：制度变迁的过程是在稳定一个时间段之后，制度形态发生变化，再进入稳定期，如此循环往复呈现出断裂均衡的特征。在他们看来，促使制度发生变化的原因显然不同于使其持续稳定的原因，重大转折成为这一派关注的焦点（哈克尔，1998）。这一论调被另一派认为是陷入了机械论的陷阱（坎特尼尔森，2003）。因为如果只关注重大转折，那么无疑是在刻意强调外力对制度变迁的影响，意即制度依赖的固化只有被外力冲击才能打破，并进入下一个阶段的稳定。反对者认为这完全弱化了在制度存续阶段，制度内部各要素的互动和变化，尤其是无视行动者的能动性。况且这一理论进路也无法解释缓进的制度变迁，因此另一派以西伦（2005）为代表的观点形成，这一派将制度变化和制度存续置于一个整体来观察，更关注制度的渐进式变迁，并将这一过程分为替代、重叠、漂移和转换等不同形式。这些形式旨在说明制度变迁从根本上是通过行动者对制度内部要素的调整和重组实现，外部冲击如果有所影响也只是诱因而已。肯布贝尔（2005）也持同样的观点，他从制度变迁的过程剖析，新制度的生成有赖于旧制度内部各要素的重新组合，因此从旧制度到新制度的变迁具有路径依赖和进化的特点。这里的路径依赖指的是既有制度的惯性和约束力，进化则强调同样内部要素的结构性重组。

在西伦为代表的路径依赖产生渐进式制度变迁的理论框架下，制度变迁的内部要素变得极其重要，而如果将这一理论置于新制度主义的宏观理论中，可以更为清晰地看到，路径早期形成的结构性要素是非常重要的，这不仅对未来的选择产生影响，而且也可能是招致危机的潜在因素，更会限定转折点的选择。就如海杜说的那样，转折点的出现与其说是偶然性的，不如说是历史的必然性，是历史的产物。

综上，在新制度主义的路径依赖框架下，历史最初的制度选择无论是偶然还是必然，都将会对未来制度产生影响，新制度主义者将这种必然的影响概括为路径依赖，这种依赖可以是广义的，即初始与未来的因果关系；也可以是狭义的，即因变更成本太高而产生依赖。新制度主义的路径依赖理论为制度分析带入了时间概念，将制度分析从关注传统的共时性单一论调转为关注历时性的制度整体过程。在用路径依赖解释制度变迁时，新制度主义者也在否定中对其理论不断加以扩展，在以路径依赖解释制度变迁产生断裂均衡引起质疑后，他们开始关注制度变迁中制度内部的要素重组，即将更多的注意力投入渐进式制度变迁中，行动者对制度要素不断修正和重组，在一定周期后，某个节点制度就会发生重大转折。

3. 新制度主义偏好的生成

关于偏好较早的研究来自理性选择理论，理性选择理论基于这样一个假设：所有的行动者都在谋求效用最大化，即效用最大化是行动者的偏好。但是理性选择理论存在解释缺陷，就是没有继续探讨行动者为什么具有了想要利益最大化的偏好结构（伊维斯和约翰，1988）。在以关注脉络而非原子化个体的新制度主义理论框架下，偏好是制度结构内生的产物，它是被解释的对象而非论证的出发点。个体的行为偏好不仅是在制度脉络中形成的，而且深深地嵌入社会经济结构中，这些经济结构显然已经超越了行动者个人的控制和认知范围，批判了主流的理性选择理论分析个人偏好时对制度结构的毫不关心（肯布贝尔，1995）。

研究者们关注个体偏好的目的，仍然是想阐明集体偏好的形成。要想回答这一问题，则需进一步明确认识个体行动者偏好与集体偏好的关系。多元主义者认为个人偏好的集合就是集体偏好，行为主义理论也持同样的观点。但是这些理论忽略了个人偏好集合的可能性，至少没有对集合的过程给予应有的重视，同时也将集体偏好简单化约为个体偏好的叠加。新制度主义注意到了这些问题，他们首先认为个人偏好的聚合是不可能实现的，其次认为即使是这些汇总个人偏好的政策、规则或者机制，将必然产生利益分配不均的结果。也就是说，新制度主义者认为偏好，以及由偏好形成的决策，都是制度脉络下的产物，而且制度将对偏好以及决策产生影响，这种影响有时甚至是逆转和扭曲的极端影响（茵梅盖特，1998）。

如上所述，新制度主义者认为个体偏好和集体偏好的形成都与制度脉络关联，那么制度脉络是以何种方式与偏好产生关联的呢？在新制度主义者看来，偏好是被制度脉络塑造的，而塑造结果既不是固定的也不是既定的，甚至常常带有偶然性和偏差性。同时，他们还认为通过心理研究获得偏好形成的原因都是徒劳无功的，如果不能在制度的脉络中理解和解释行动者的目标、偏好、战略等形成，那么行动者或集团追求利益最大化的行为将没有任何意义。新制度主义者解释偏好在制度脉络中的形成过程时，认为二者的关系不是制度决定个人或集体的行为偏好，制度起的作用更准确地说是过滤作用，即在制度的约束或指引下行动者辨别清楚了追求的目的及获取的途径（茵梅盖特，1998）。

关于偏好的内生性，新制度主义者承认偏好在制度脉络中形成并会发生变化。制度既制约行动者的选择，而且还约束其经验，从而塑造其偏好。在他们看来，制度是各个行动者之间的互动，而个体也在与他人的互动中学习和清晰着自己的需求（North，1990）。新制度主义系统阐发这一过程的代表人物是道丁和金，他们通过对理性概念做出修正来论述偏好的内生性。他们认为既有理性概念中区分工具理性和目的理性是不准确的，对工具理性提出质疑，认为工具理性完全没有目的性，只要找到了最合适的方法就可被定义为完成理性，在这一过程中完全忽略了目的，也就是偏好的内容，而没有偏好的内容无法关注制度对偏好形成的影响，因此他们认为只有目的理性才是理性。进而道丁和金阐释了制度对偏好的影响方式：一是通过确定制度的作用，就是说，要明确个人偏好的选择范围，个体不会偏好去选择不可能的目标；二是个体偏好随所处环境和社会关系中位置的变化而变化，或与其他个体产生差异（道丁和金，1995）。

新制度主义将偏好的生成纳入制度的脉络中，无论是个体还是群体，偏好的产生都是被既有制度塑造的，这种塑造不是原因和结果的决定关系，而是通过过滤影响行动者的选择范围，而且他们认为偏好也会因制度环境的变化而发生变迁。本书将在此偏好生成框架下解释公立医院逐利行为偏好的形成，并非医生个人或群体（科室）追求利益最大化是公立医院逐利的起点，而是在宏观政策、制度的约束和限制下，他们作为系统内部行动者的行动被形塑了，而这些行为的生成和变迁正好与逐利互扣。如果简单地以个体理性选择理论——个体追求利益最大化来阐释公立医院逐利机制的形成，显然是盲目和简单化的，而只有注意到制度脉络的约束和影响，才能更客观地把握行动者的策略、方式和目的。

（二）概念界定

1. 公立医院

传统意义上的公立医院可以定义为：是国家投资举办的，国家承担无限清偿责任，不以营利为目的，向全民提供基本医疗服务的医院（李卫平，2005）。随着我国市场经济的不断发展，公立医院定义的内涵和外延也有了相应的扩展。以下从公立医院的范畴、性质和级别三个方面对公立医院的概念进行界定。

公立医院的概念有广义和狭义之分，广义的概念是指国有、集体、社会办的公立医院；狭义的概念是指政府卫生部门所属城市医院以及县医院（二级及二级以上医院）。在此范畴中不包含公共卫生部门，如疾病控制中心、卫生防疫站和妇幼保健院等医疗机构。

认识公立医院的性质要首先明确公立医院的产权。一般情况下公立医院由政府财政投资建设，产权归政府所有（李卫平，2005），按照产权归属可将公立医院分为国有、集体、政府和社会四大类。从产权归属亦可推断公立医院是代表政府为全民提供公共卫生、基本医疗、预防保健等服务的机构，这也意味着公立医院应不以营利为目的，要充分体现公益性。我国市场经济改革之后，公立医院不再作为财政预算单位接收政府直接全额财政补偿，转而成为产权归政府、经营权归自己的差额事业单位，除部分在编职工的工资为财政发放以外，其余收入由医疗服务来获得，因此公立医院性质不再单一化，成为包含公益性、营利性、技术性和行政性等多重性质结构的组织机构。2009年新医改提出公立医院回归公益性的改革方向，公益性体现成为公立医院的核心目标。在市场化改革中有些地市试验将公立医院产权转为民营，如宿迁医改，产权转移后的公立医院将不再纳入本书的研究范围。

本书关注的公立医院是产权归国家所有，即由国家投资举办，向全民提供基本医疗服务，纳入医院分级管理体系中被定级分等，具有多重属性，并以公益属性为主导的公立医院。

2. 行政化

行政化作为一种约定俗成的概念已经在公共管理的研究中被广泛运用，如高校的行政化、企业的行政化，如本书所涉及的医院行政化，但是鲜少有人对行政化做一明确的概念界定。

行政化由"行政"和"化"两部分构成。"化"是对一组相似现象的总结和概括，在这里强调的是相似，而非衍生。因此"化"与被"化"的主体存在相似之处，但一定是完全不同的两个主体。"行政"的概念在《中国百科大辞典》（1990）中做如下注解："行政管理简称行政，是指国家行政机关运用组织、领导、计划、人事、协调、监督、财务等手段管理国家和社会事务的过程。"由此可见，行政的执行主体是国家行政机关，行政的目标是管理国家和社会事务，主要运用的手段有组织、领导、计划、协调、监督、财务、人事等。

综上所述，由于"化"是两个不同的主体，却有相类似的特质，因此行政化与行政相似的部分在于运用手段的相似或相同。事实上，在研究中学者们也基于此做出行政化的判断。如廖小平(2013)对高校行政化的判定，她指出组织科层化、管理者官僚化和机构行政级别化等是高校行政化的特征。显然，这些主要特征是高校运用了行政手段的体现。

3. 市场化

20世纪80年代，新自由主义思潮在全世界蔓延，市场话语被推向至高无上的统治地位，成为各国纷纷采用的治理良方，于是自主化、市场化一跃成为主流治理理念被全球推广。无疑，新自由主义让世界上大多数国家都走上了市场化之路。在新自由主义的理论框架下，市场化的核心是对市场效率的推崇，他们认为市场会合理配置资源，政府只需要为市场正常运行提供相应的环境即可，故政府功能在市场面前被一再缩小，只作为市场的保障、监督和裁判角色。

市场化的制度实践，是以市场为中心的一系列制度组合的运用。市场化最先在老牌的资本主义国家进行了制度实践，最为典型的是英国的撒切尔政府以私有化为特点的市场化改革。这场改革英国取得了成功，并一直延续其市场化路径。市场化最先从市场经济国家传播到经济转型的地区是拉美，早在 20 世纪 70 年代初即进入智利。以智利为代表的拉美国家在 20 世纪 80 年代被市场化思潮席卷，在这一思潮影响下，拉美国家对国企实行私有化、打开国内市场、放松外资限制、实行全面价格放开等政策。在以私有化、自由化为核心内容的这场市场化改革中，拉美国家得到了短暂的经济好转，但也带来了深重的影响。

虽然各国市场化的实践表现各不相同，但总体而言，市场化的特征为：放松行政管制，目的是提高市场效率。

4. 公立医院治理

学界对治理的概念解释已经非常丰富：世界银行认为治理是组织本身资源运用和政治权威介入管理的实践。联合国发展计划署认为治理是在规则、正义等公共管理框架下，在管理和被管理的过程中，建立起的可持续治理体系。全球治理委员会界定治理为公共或个人共同事务管理的总和。由此可见，治理是政府、公共部门、公共组织、个人等多主体参与的活动，而治理过程是政府与这些部门、组织或个人等多个参与主体的协调和互动过程。本书侧重于在治理过程中政府的主体作用以及结果。

公立医院治理是我国国家治理体系现代化中的重要组成部分：一方面公立医院治理包含在我国广泛的治理体系中，公立医院是典型的公共部门，国家通过委托代理的方式，依托公立医院为全民提供基本的医疗卫生服务，解决群众的基本医疗服务需求；另一方面公立医院又具有一定的特殊性，兼具公益属性和营利性，因此政府在公立医院治理中需要把控适度激励和严格控制的政策边界，这也成为当前公立医院治理的难题。本书旨在对公立医院治理的所处阶段、制度安排、产生问题以及解决路径给予关注。

第三章　我国公立医院治理的制度变迁

我国公立医院从新中国成立后在很长一段时间内处于完全行政化治理之下，在市场化转折之后，又出现了过度市场化治理和现阶段政府主导的市场化治理。公立医院治理的转变由制度变迁引起，因此梳理以上各历史阶段的制度、政策可以更系统翔实地了解治理转变的整体趋势。在政策梳理过程中，本研究还将政府财政政策单独列出，试图更为清晰地展现政府对公立医院财政支持的制度变迁过程，以透视在公立医院治理变革中行政与市场要素的进退以及调适。

一、行政化治理时期（1949—1985）

1949—1985 年，我国公立医院处于完全行政化治理时期。在这个时期，市场手段并没有参与到公立医院治理中来，政府也不允许公立医院有营利趋向，公立医院仅作为政府的行政事业单位，接受政府高度行政化的制度安排，代表政府为群众提供医疗服务。

（一）行政化治理背景

公立医院治理仅是国家治理领域中的一个部分，因此国家对其采取的治理方式，与我国的宏观经济、社会、文化环境息息相关。了解其治理模式形成背景，可以更好地把握政府对公立医院治理模式选择的必然性。

经济背景：新中国成立初期，各个行业百废待兴，整体经济水平较低，经济状况不佳。党和政府采取了一系列措施恢复国民经济，通过采取平抑物价、增加税收等有效措施，国家集中了大量物资，财政经济困难的局势也得以扭转，并在此基础上实行统一财政收支、统一物资调拨、统一金融管理等经济管理方式。当时，我国参照苏联实行高度集中统一的财政管理体制，即国家财权、财力主要集中在中央，对地方基本上采取统收统支的办法。一些年份会采取划分收支、分级管理的办法，即在中央集中财力的前提下，适当给地方一些机动性和经济利益，但总体而言中央掌握着经济大权。

社会背景：新中国成立初期，我国急速进行社会主义改造，医疗机构迅速向全民所有制转化。仅私人开业一项变化就可窥见一斑：新中国成立初期，我国拥有私人开业人员48万，占全国医务人员总数的78.3%；到社会主义改造初步完成的1958年，私人开业人员已经降到4.1万，只占全国医务人员总数的2.7%，其余都为国家和集体所有（彭瑞骢，1992）。我国社会主义革命胜利的关键是依靠群众，因此平等思想在社会上盛行。吃大锅饭、国家全管是当时人们的主流思想。

（二）行政化治理时期主要政策

政府作为公立医院的治理主体，通过计划和预算手段全面干预公立医院的行为，低水平满足人民群众的基本医疗服务需求。公立医院完全受制于行政管制，广泛存在严重的软预算约束问题（顾昕，2006）。政府对公立医院的高度行政化治理主要表现在公立医院的组织方式中，如公立医院制度建设、人事和财务的管理等，具体表现在以下几个方面：其一，公立医院隶属于政府，是典型的事业单位，执行同其他事业单位一样的管理方式，其业务运行中重大决策、人事任免和资产问题都要请示上级行政部门。公立医院的经营性质在这里不被体现，医疗机构不以追求业务收入为目的。其二，公立医院内部运行机制受政府全面控制，决策权和控制权被集中上交到政府，实行院长负责制，院长由政府推选并受党委和政府直接领导，职责主要是认真履行上级指示。其三，公立医院是政府的财政预算单位，实行收支两条线管理，而由政府主导的资源配置对公立医院的财政补偿是全力以赴、不计成本的。

政策是政府治理的重要工具，政策的制定执行是对决策者意图的不断呈现，政策形成制度体系，则有利于实现有效治理和长期稳定。这一时期的政策受苏联影响极大，其特征是计划经济管理体制下的高度集权管理，公立医院也概莫能外。我们通过对这一时期政府对公立医院的管理和财政

两大类中的主要政策进行梳理（见表 3.1 和表 3.2），来分析这一时期政府
对公立医院行政化治理的过程。

表 3.1　行政化治理时期的主要政策

时间	政策来源	主要内容
1950 年	第一届全国卫生会议	确立"面向工农兵，预防为主，团结中西医，卫生工作重点放在保证生产建设和国防建设方面，卫生工作与群众运动相结合"的卫生工作方针
1951 年	《中华人民共和国劳动保险条例》	实施职工医疗保险制度
1952 年	《关于全国各级人民政府、党派、团体及所属事业单位职工和国家工作人员实行公费医疗预防的指示》	职工医疗保险制度、公费医疗政策
1979 年	《允许个体开业行医问题的请示报告》	放开个体开业行医政策，对开业行医制定可行性管理办法
1979 年	《加强医院经济管理试点工作的意见和通知》	实行定额管理制度，对医院实行"五定"，即定任务、定床位、定编制、定业务技术指标、定经费补助。医院内部建立各种岗位责任制度和科学管理制度
1981 年	《医院经济管理暂行办法》《关于加强卫生机构经济管理的意见》	对医院展开定床位、定编制、定业务技术指标
1982 年	《关于医院实行按成本收费试点情况和今后意见的请示报告》	上调医疗价格，医院医疗服务价格严重低于成本的现象有所好转
1984 年	十二届三中全会《中共中央关于经济体制改革的决定》	开始探索医疗事业改革，充分调动广大卫生人员的积极性，不能不切实际地要求国家大幅度增加卫生投资；加强经济核算，提高经济效益；扩大服务，增加病床数量；提出逐步按成本收费的思想

资料来源：笔者根据历年文献整理

表 3.2　行政化治理时期主要财政政策一览表

时间	政策来源	主要内容
1951 年	《关于健全和发展全国卫生基层组织的决定》	对公立医院实行统收统支管理，全部收入上缴财政，支出编制年度预算
1979 年	《加强医院经济管理试点工作的意见和通知》	国家对医院经费的补偿实行全额管理、定额补助、结余留用制度。结余部分可以用于集体福利和个人奖励
1983 年	《关于加强文教行政财务工作的几点意见》	加强定额管理，按照工作任务和特定标准计算经费，不再按照职工人数分配，逐步改变经费分配的供给制做法

资料来源：笔者根据历年文献整理

（三）行政化治理政策效果宏观评价

1. 政策成效

医疗健康事业成绩突出。这一时期我国通过有效的制度安排，成功解决了绝大多数人的基本医疗服务问题，国家要求公立医院不仅要体现出公益性，还要带有某种程度的福利性，因此对广大群众来说都可以均等地享受医疗服务，服务可及性较高，成为发展中国家医疗工作的突出典范，成绩斐然。

公立医院的建立和成长。1949 年，全国只有 3670 个医疗机构，其中医院和卫生院 2600 个，集中分布在大城市和沿海地区，广大农村基本上没有专门的医疗机构，只有部分个体医生，医院和医疗研究机构基本空白（葛延风，2007）。在此基础上，通过这一时期的发展，在四大方针引导下，我国卫生事业取得巨大成就，城市和农村初步形成三级医疗预防保健网，并建立了一些教学医院和专科医院等公立医疗机构，这些医院全部为公立医院。培养了 500 万人的卫生队伍。1950 年召开第一届全国卫生会议，提出建立三级医疗网。我国公立医疗系统建立，公立医疗机构一统天下之势形成（何谦然，2014）。

公立医院活力有所起色。1979 年《加强医院经济管理试点工作的意见和通知》首次提出公立医院有结余留用的权力，至此公立医院的积极性有被调动的苗头，在医疗过程中，国家、集体和个人三者利益开始出现分化迹象。医院经营有了一些自主权后，医疗部门干部、职工有了干劲儿。

2. 弊端和问题

行政化治理建立在我国经济水平薄弱、人民生活水平不高、医疗需求单一的新中国成立初期的历史背景下，对满足刚经受战火创伤的人民起到了重要的作用，但是随着国家经济、社会、文化的不断发展，也暴露出了弊端。

首先，医疗筹资渠道单一。这一时期医疗经费由国家单方筹集，缺乏多种主体的筹资参与，因此助长了不合理消费，造成资源过度浪费。其次，政府对公立医院大包大揽，使得卫生事业中的人头费占比一再趋高，造成办医经费的减少，并且大锅饭体制还招进来一大批不合格的医务人员。再次，公立医院入不敷出。这一时期国家片面强调卫生事业的福利性，国家对医疗的福利性认知就是低定价。"一五"计划后，国家又屡次降低医疗收费标准，使得收费低于成本，并且医疗价格还被长期冻结，全国公立医院亏损严重，越办越穷，缺少发展动力。最后，保障社会化程度低。公费医疗和职工医疗保险都由国家筹资，管理机构不健全，导致医疗服务水平低，数量却严重过剩。

（四）行政化与市场化演变趋势

新中国成立后到改革开放初期，从政策文件可以看出公立医院治理理念和治理手段发生了明显的转化，呈现出行政化遭遇挑战和市场化萌芽的总体趋势。

1. 行政化遭遇挑战

新中国成立初期的公立医院，由中央统一管理，按国家指令性计划运营，成为行政部门的附属，逐渐形成等靠要运行机制。1978年改革开放后，政府开始反思政策原则，并在1981年12月召开的中央工作会议上决定对国民经济做出重大调整，卫生部在1981年全国卫生厅（局）会议上主要反省了以下几个方面的问题：（1）投资比例下降无法适应群众需求；（2）三次大幅度降价是不切实际的，国家拿不出钱来补偿公立医院；（3）在全民所有制下忽视了其他办医方式；（4）强调报销比例高，忽视了政府的承受能力；（5）卫生部门职工工资低，在知识分子是批判对象时工资降低（《中国卫生年鉴》，1983）。

公立医院行政化治理面临的挑战主要来自以下几个方面：

公费医疗对医疗资源的浪费。从 1951 年《中华人民共和国劳动保险条例》及 1952 年政务院发布《关于全国各级人民政府、党派、团体及所属事业单位职工和国家工作人员实行公费医疗预防的指示》两个政策文件可见，当时我国对事业单位等国家工作人员实行公费医疗政策，也就是应保尽保。这一时期的健康保障制度中规定免费医疗，但是缺少明确的医疗费用约束机制，这就产生了医疗资源占有的不平等，造成占全国人口 10% 的免费医疗职工，却享受了 40% 的医疗资源。1958 年人民公社兴起，合作医疗一度高速发展。1979 年合作社纷纷解体，农民和无业人员没有保障，医疗服务水平较低。与此同时，也因公立医院的垄断产生了医疗费用上涨。公费医疗也固化了群众对医疗服务的认识，广大群众把低收费和不收费当成社会主义医疗卫生事业的固有属性。随着社会的发展，疾病谱不断变化，人民对医疗卫生的需求不断上涨，但国家的经济实力还远没有达到全民尽保的程度。

公立医院运行机制僵化。从 1979 年《加强医院经济管理试点工作的意见和通知》、1981 年卫生部出台《医院经济管理暂行办法》《关于加强卫生机构经济管理的意见》的主要内容可知，政府对公立医院的运行实行严格的行政控制，实行定额管理制度，制定定额标准。这种强行政化的治理手段致使全国医疗机构大部分亏损，公立医院越办越穷，人民看病越来越难。国家拿不出钱补贴公立医院，却利用行政手段一再降低医疗收费价格，公立医院只有维持生存的目标，没有发展的动力。

公立医院财务统收统支。1951 年卫生部发布《关于健全和发展全国卫生基层组织的决定》，对公立医院实行统收统支管理，全部收入上缴财政，支出编制年度预算。这一规定将公立医院完全定位于普通的事业单位，只考虑其公益属性，而忽略其经营属性。控制收入并没有发挥公立医院的服务功能，医院收入减少，收不抵支，如片面强调农村医疗卫生的问题，"把卫生工作的重点放到农村去"，使得县级以上公立医院的基础设施年久失修，城市医院床位未曾增加，无法满足城市发展中人们生活水平提高带来的对医疗需求的增加。而我国经济水平难以支撑全部福利性质的医疗事业，"一五"期间国家用于卫生事业财政支出的部分在不断缩减。

2. 市场化萌芽

随着改革开放、经济发展，医疗政策在某些方面出现了市场化的趋势。从1978年中共中央召开的十一届三中全会到1984年党的十二届三中全会做出《中共中央关于经济体制改革的决定》，政府对公立医院治理进行了市场化探索。

公立医院经营性被强调。1979年，时任卫生部部长钱信忠在回答新华社记者的提问时表明，管理医疗卫生事业也需要经济手段（于石，2006）。1979年卫生部总结经验，提出实事求是、量力而行办医疗的理念，将公立医院的发展转向加强经济管理上来，主要是加强经济核算，保证社会福利事业性质，提高服务质量。同年，卫生系统在县一级以上医院试行全额管理、定额补助、结余留用的办法，在医院经营上有了一定的自主权，从而调动了职工的积极性。规定医疗机构的药品收入占总收入的60%，加快药品资金周转，实现药品加成，以药补医雏形形成。1980年配合财政管理体制改革，国家在事业单位全面实行预算包干的方法，试图鼓励事业单位在注重社会效益的同时，发挥自身的经营水平，增强自身发展能力。

1981年卫生部出台《医院经济管理暂行办法》《关于加强卫生机构经济管理的意见》，开始扭转片面强调公立医院福利性质，而忽略经营核算的局面。同年，国务院决定实行两种收费的办法，对公费医疗和劳保医疗实行不包括工资的成本收费，这揭开了医务人员可以适当获得劳动收入的盖子。

医生私人开业被许可。1980年《允许个体开业行医问题的请示报告》，放开了个体开业行医政策，对开业行医制定可行性管理办法。个体开业行医医生人数，1981—1985 年由 1.8 万人增至 11.7 万人，公立医院包打天下的局面结束。

公立医院自主性萌芽。公立医院自市场化改革以来，其所有权和控制权发生了分离，自主性明显提高。1979 年 4 月的《加强医院经济管理试点工作的意见和通知》，是关于公立医院结余留用权的第一个文件。文件规定，国家对医院经费的补偿实行全额管理、定额补助、结余留用制度。结余部分可用于改善医疗条件，还可以用于集体福利和个人奖励。将黑龙江、吉林、浙江、山东、河北树为典型，在全国范围内推广其经验。与此同时，还试点实行院长负责制、多种形式的承包制和岗位责任制，以提高公立医院管理水平，增强生机和活力。1983 年 2 月 9 日协和医院与中国医学科学院签订了定额包干、超额提奖的责权利相结合的承包合同。1984 年 4 月 24 日国务院批转财政部关于全国利改税会议的报告和《关于国营企业利改税试行办法》的通知，运用税收杠杆，鼓励先进，鞭策落后。利改税国家得大头，企业居中，个人小头，以激发公立医院的活力。

医务人员分配制度改革。1983 年财政部《关于加强文教行政财务工作的几点意见》，按照工作任务和特定标准计算经费，不再按照职工人数分配，逐步改变经费分配的供给制做法。这就为后来的医务人员成本核算和奖金的获得奠定了基础，对职工产生激励作用。

二、行政化治理到市场化治理的过渡时期（1985—2005）

伴随改革开放的不断深入，公立医院行政化治理面临的挑战越来越多，在外部挤压和内部自觉的共同作用下，公立医院治理开始了明确地从行政化到市场化的转型。这一转型的主要标志是行政放权和公立医院自主性增强。这一过渡时期，由于行政放权较多，产生了过度市场化治理的困境，公立医院出现了各种乱象。

（一）过渡时期公立医院治理背景

1985 年是公立医院治理发生变革的关键性一年，通过前一时期的理论讨论和观念变革，市场化手段正式进入公立医院治理中。公立医院市场化改革的发生有其特定的历史、经济和社会背景，但主要是受到两个方面的直接影响：一方面政府财政力量薄弱无法对公立医院再进行如计划经济时期的大包大揽，开始将公立医院移除出财政供养；另一方面公立医院在计划经济时期，大范围亏损，筹资渠道单一，人员吃大锅饭，服务的主动性、积极性不高，其内部改革需求明显，在外部不管和内部需求的互动中，公立医院的市场化改革悄然发生。

经济背景：计划经济时期医疗卫生行业的筹资主要由国家和企业统揽，渠道单一，造成资源浪费和筹资不足同在的局面。在卫生事业经费和投资严重不足的前提下，为片面追求医疗服务的福利性质，医疗服务行政定价本就不高，加之20世纪60年代以来，国家又三次大幅度降低收费标准，致使医疗收费标准过低，仅为成本的1/3，又因为筹资主体单一，只能国家一管到底，而国家在建设时期并没有那么多钱补贴公立医院的亏损，导致这一时期医疗机构亏损严重。据财政部测算，仅1984年一年，全国医院就亏损9.5亿元，医疗机构长期处于慢性耗损的状态，房屋失修、设备陈旧，发展越来越慢。与此同时，医疗费用高速增长，全民所有制单位职工医疗费用由1978年的人均35.46元，增长为1985年的人均63.61元。1978—1985年医疗费用年平均增长率为8.7%。

改革开放以后，我国开始价格改革。从1985年开始，价格改革由农村向城市推进。这场价格改革以国家将行政定价权部分下放为主要路径，对医疗服务产生的直接影响是：与医疗相关的原材料及药品价格增长迅速。

社会背景：改革开放后，社会上收入差距大。1983年1月2日，中共中央印发《当前农村经济政策的若干问题》（即1983年中央1号文件），表明国家将进一步放开支持个体开业的政策，并制定政策拉开个人收入差距，这说明政府对按劳分配的认同，原本平均主义一统天下的情况将不再存续。

经商浪潮冲击各行各业。经济领域的市场改革先于医疗服务业，各行各业职工的收入和福利增加，而政府主管部门依然对医疗服务业采取低定价，维持公立医院的公益性，社会上开始出现"手术刀不如剃头刀"的说法，医务人员开始对本职工作及医疗服务体制产生怀疑。

（二）过渡时期公立医院治理主要政策

这一时期政府虽然名义上是公立医院办医的主体，但是财政紧张、公立医院效率低下，以及人民对医疗服务需求的增长迫使政府不断放松管制，下放权力到公立医院，公立医院逐渐拥有了自主权，并开始作为被动主体进入市场。这一系列变化的起点是：1985年的62号文件拉开公立医院市场化改革的帷幕，改革的目的是将卫生工作搞活。政府在治理过程中开始意识到，公立医院不仅有其公益福利属性，也有经营属性，因此尝试以政策激励发挥公立医院自身的能动性，解决公立医院效率低下的问题。正如时任国家卫生部常务副部长何界生（1988）所言，能不能想出一个既不需要国家很多钱，又能解决问题的措施，国家给点政策，开点口子，放宽政策，给政策是根本。笔者通过对过渡时期政府对公立医院治理的主要政策进行梳理（见表3.3和表3.4），分析这一时期政府对公立医院治理的过程。

表 3.3　过渡时期公立医院治理主要政策

时间	政策来源	主要内容
1985 年	《关于卫生工作改革若干问题的报告》	提出了"必须进行改革，放宽政策，简政放权，多方集资，开阔发展卫生事业的路子，把卫生工作搞活"等意见；扩大公立医院的自主权；国家补助经费主要用于卫生机构的建设和人员培训；除大型设备购置外，实行定额包干，单位有自行支配权
1985 年 6 月	《关于国家机关和事业单位工资制度改革方案》	要求对有条件的事业单位实行企业化管理
1985 年 6 月	《关于国家机关和事业单位工作人员工资制度改革问题的通知》	在机关和事业单位实行结构工资制
1985 年 8 月	《关于开展卫生改革中需要划清的几条政策界限》	明确62号文件的政策界限以便更好地完成62号文件

续表

时间	政策来源	主要内容
1985 年 10 月	《事业单位工资制度改革后财务管理的若干规定》	配合工资制度改革，明确规定了事业单位进行企业化管理的条件又能够经济自立的，财政部门不再拨给事业经费，应执行国家对企业的有关规定，独立核算，自负盈亏；明确对有经济收入的差额预算管理事业单位，实行核定收入、定额补助、增收节支留用、减收超支不补的办法；鼓励公立医院走向市场，创造增收途径
1986 年 7 月	《关于业余医疗卫生服务收入提成的暂行规定》	在职医务人员业余医疗卫生服务指医务人员完成本职各项工作，在公休、节假日和晚间开展业务工作，收入由单位统一分配，个人奖励部分按 5%—10% 提取，每人每月最多不超过 60 元
1988 年 11 月	《关于扩大医疗卫生服务有关问题的意见》	调动卫生人员的积极性，推进各种形式的承包责任制，开展有偿业务服务，调整医疗卫生收费标准，以多种形式服务大众；实行以副补主、以工助医
1991 年	《中国卫生发展与改革纲要》	要逐步调整不合理的收费标准，10 年内各项医疗服务全面达到按成本收费，实现不盈利的保本经营目标
1992 年	《关于深化卫生改革的几点意见》	进一步扩大自主权，使医院真正拥有人员聘用、技术开发、干部使用和奖金分配等方面的自主权
1992 年 2 月	在北京召开全国医疗卫生工作会议	要突破原供给式的福利模式，在扩大公益性上探索改革之路
1997 年 1 月	《关于卫生改革与发展的决定》	提出了"我国卫生事业是政府实行一定福利政策的社会公益事业"，并说明保障福利水平应与经济发展水平相适应，基于此提出卫生筹资多元化路径
2003 年 7 月	国务院召开全国卫生工作会议	吸引民间资本、社会资本和外资进入医疗服务行业，发展股份制、中外合资、中外合作等多种所有制形式的医疗机构

资料来源：笔者根据历年文献整理

表 3.4　过渡时期公立医院主要财政政策

时间	政策来源	主要内容
1985 年	《事业单位工资制度改革后财务管理的若干规定》	能够逐步实现企业化管理、自负盈亏的事业单位，逐年减少事业费补贴，在规定年限内达到经济独立
1987 年	《财政部关于节约事业费开支的几项规定》	逐步实现按事业计划、工作任务和费用定额核定预算，改变按照基数和人头分配预算的方法
1988 年	《关于扩大医疗卫生服务有关问题的意见》	医疗机构获得更大的自主权，财政实行定额包干，包干后在规定定员定编的前提下，公立医院内部增人减人，政府都不再加钱，公立医院允许收费高一点，但基本医疗服务仍然要物价部门定价
1992 年	《关于深化卫生改革的几点意见》	扩大医疗卫生单位自主权
1996 年	《中央机构编制委员会关于事业单位机构改革若干问题的意见》	提出差额贴补的单位向自收自支和企业过渡，即能改企业的就要改企业，其后科技领域率先开始探索转企改制的方式
1997 年	《关于卫生改革与发展的决定》	公立医院财政补偿范围进一步缩小，对人员经费进行一定比例的补助，只对重点学科进行补助

资料来源：笔者根据历年文献整理

（三）过渡时期公立医院治理政策效果宏观评价

1. 政策成效

公立医院亏损局面彻底扭转。我国公立医院 1985 年改革前基本处于亏损状态，改革后这一情况得到了逐步扭转。这首先得益于办医主体的多元化。改革前我国只有政府一种办医主体，1985 年的 62 号文件后，各地政府探索公立医院由单一办医主体转为多种办医主体并存的方式。这一做法适时地解决了当时我国政府财政薄弱无力补偿公立医院的问题，为公立医院筹资打开了绿色通道。其次，医疗服务价格放开。62 号文件后，国家开始改革收费制度，因将价格普遍提高的做法存在难度，则先对新开展的项目制定新的收费标准，并提出对改扩建后的医院适当提高收费。

公立医院自主性增强。这一时期推行责权利相结合的方式对公立医院进行管理，充分调动职工的积极性，逐步调整医疗卫生项目的定价，有的省还下放了制定医疗收费标准的管理权限，新办法不断涌现，展现出生机勃勃的改革探索之路，公立医院内部的活力被空前激发。首先，公立医院管理层的自主性加强，基本掌控医院日常运行，根据 62 号文件的规定："各级医疗机构创造条件实行院、所长负责制，并由上一级任命，实行任期制。"在这一规定下公立医院院长和书记分隔，不再以党代政，院长的权力和责任增强，有利于对医院内部运营采取自主、灵活的管理方法。其次，职工的工资与效益开始挂钩。1985 年 7 月 1 日，国家对医疗卫生系统当时实行的等级工资制度进行改革，让职工的工资同本人肩负的责任和工作业绩紧密联系，实行学术、技术专业职务制和聘任制，激励职工提高技术水平，提高业务量。最后，多渠道办医激发公立医院的自主性。1985—1989 年的改革，以适应社会主义初级阶段的政治经济体制为基础，探索从单一向国家等靠要变成多渠道办医，医疗机构人员对患者的服务从被动转化为主动，积极性增强。

2. 弊端和问题

改革方式乱象丛生。国家鼓励公立医院走向市场，创造增收途径，对增收方式不加限制和约束。豁然开放的市场化改革促使各地在不断涌现新办法、新尝试的过程中，也出现了一些改革措施不适宜，个别措施单兵突进，对政策断章取义、各取所需的问题。

公立医院过度追求经济利益。从 1990 年起，卫生部门的人财物都集中在医疗部门，但是投入少与资源未合理利用并存，医院出现了开大处方、过度检查、住院日长、平均住院日高于发达国家等问题。公立医院开始购买进口仪器，价格昂贵，没有建立仪器科学管理制度，造成医疗仪器闲置等问题，检查收入都作为业务收入，医疗单位结余与亏损并存。随着改革的深入，开始出现负面影响。分配向个人倾斜，乱收费，吃请、送红包等现象在这一阶段开始浮现。

（四）行政化与市场化演变趋势

这一时期，公立医院改革总的趋势是行政化逐渐消退，市场化逐渐加强，在行政与市场的缝隙中出现了过度市场化的误差。从政府的医疗政策可见，由原来的政府全部包揽、全面计划供给转变为只给政策、减少投入，公立医院自谋出路的政策导向。1992年党的十四大确立了我国经济体制改革的目标为建立社会主义市场经济，医疗领域在《关于深化卫生改革的几点意见》中确立了我国公立医院市场化改革的方向，政府不断放宽了对公立医院的行政管制。

1. 行政化逐渐消退

在市场化转型的过程中，行政化治理逐渐消退，医疗服务面临国家包办的全面落幕。

包办公立医院的全面落幕。市场化改革初期，我国面临医疗服务供不应求而政府筹资匮乏的局面。在国家没有能力全包的前提下，实行了三种筹资途径：（1）财政实行分灶吃饭后，利用地方财力发展医疗服务事业；（2）允许集体医疗和个体医疗的发展；（3）争取其他领域的支持，如工业、交通和企业，企业医院向社会开放，成为发展的一支力量。

与此同时，从1985年《事业单位工资制度改革后财务管理的若干规定》开始，国家逐年减少事业费补贴。1987年《财政部关于节约事业费开支的几项规定》中，改变按人头分配预算的方法。1988年《关于扩大医疗卫生服务有关问题的意见》中，增人减人政府不再加钱。1997年《关于卫生改革与发展的决定》中，公立医院财政补偿范围进一步缩小。从政策的变迁脉络可见，在对公立医院的财政投入上，政府在逐步退场，财政投入总量在不断减少。同时，补偿的方式在不断演变，从按照人头补偿到按照工作任务定额核算补偿，再到对人员经费只按照一定比例补助。可见，1985—1997年，国家逐渐剥离了对公立医院财政补偿的角色，并不断控制事业单位床位、人员编制，达到控制财政经费补助的目的。国家出台的这些对公立医院的财政政策，标志着国家对公立医院的包办全面落幕。

虽然这一时期国家对医疗服务的总体原则是以计划为主、市场为辅（这是基于医疗服务是公有制性质的，并且社会主义医疗服务是公益性的福利事业这一认知），但是在措施上只是延续了计划经济时期的行政定价，以保证医疗价格的公益性趋向，即只按照成本收费，而不再以包办的方式养活公立医院。公立医院被定位为有一定的独立性，能自主经营、自我生存和发展，能控制医疗成本，并具有形成自我约束和自我开发的潜能，从而为社会成员提供高效优质的医疗服务。政府通过包办的退场要彻底改变公立医院等靠要等效率低下的治理弊端。

公费医疗的全面落幕。新中国成立初期，国家认为公立医院的公益性是"人民的福利事业"，并在此认知指导下取得了一定的成绩。与此同时，人民群众把看病不收费和低收费当作社会主义的固有属性，但是国家尚无能力全部包揽越来越高的医疗需求费用。1984年国家突破传统医疗服务福利性认知，首次提出公立医院的公益性概念，其解释为医疗服务是全社会、社会全体成员共同受益，因此社会各部门和个人都应分担卫生费用，增加卫生投资以发展维护卫生事业，认为卫生事业的公益性是指社会公众服务不以营利为目的，其核心是"公众受益，各方尽责"。1992年全国医疗卫生工作会议，破除原来国家全部供给式的医疗福利模式，取而代之的是公益性方向的管理路径。虽然并没有在政策中体现如何实现公益性，但是福利模式的终结已成定论。1990年3月在全国卫生厅（局）会议上，中共中央政治局常委、国务委员李铁映对我国医疗卫生体制的性质进行了界定，他认为我国医疗卫生体制不再是单纯的福利事业，而是"有公益性的社会福利事业"。这一时期卫生改革的指导思想是：受经济水平发展的限制，国家不能包10亿人的医疗费用，福利不是国家都包起来；办医要取之于民，用之于民。

2. 出现过度市场化

国家包办的全面落幕开启了公立医院自主性增强的市场化治理之路。公立医院市场化主要表现在以下几个方面：

公立医院的自主性加强。在这一时期的政策文件中，"扩大自主权"成为公立医院市场化改革的关键词。从1985年的62号文件首次提出扩大自主权，到1992年的《关于深化卫生改革的几点意见》的进一步扩大自主权，再到1997年的3号文件，进一步扩大经营管理自主权，程度不断加深。尤其是1997年的3号文件提出扩大经营管理自主权后，公立医院运行中有了激励和约束机制，主要包括行政首长负责制、目标管理、任务指标、定额包干、经济核算、岗位责任制、精神文明奖等各种市场化措施。确定在完成基本医疗卫生服务的基础上，公立医院可以开展与业务相关的服务，以满足不同层次的社会需求，这一政策打开了公立医院通过开发新项目走市场化路径获取利润的通道。

医疗从业人员的积极性增强。1985年6月和10月的两次人员工资制度改革文件，提出了结构工资制和财政部门不再拨给事业经费的政策，鼓励公立医院走向市场，自行创收。1986年《关于业余医疗卫生服务收入提成的暂行规定》对公立医院在职职工业余医疗服务收入提出个人奖励部分可以按照5%—10%的比例提取，并规定了最高上限，以激发在职职工工作之余节假日继续加班的热情。1997年的3号文件明确要调动医疗卫生人员的积极性。1987年即墨改革，以吃饭靠自己、建设靠国家的设想，实行单位浮动工资制，由亏损实现年年盈余，1985—1987年累计结余222万元，得到中央的肯定。这些政策的出台打破了公立医院职工的铁饭碗，相应出现市场化的激励措施。

过度市场化出现。在加强公立医院自主性，调动从业人员积极性的政策基础上，这一时期政府文件将公立医院的经营方式描述为"医院正经历着由福利型向经营型的转化过程"，于是以强调公立医院经营属性的政策接踵而至：首先，公立医院企业化管理勃然兴起。1985年《事业单位工资制度改革后财政管理的若干规定》明确规定了具备进行企业化管理的事业单位应执行国家对企业的规定，独立核算，自负盈亏。1996年《中央机构编制委员会关于事业单位机构改革若干问题的意见》提出了差额事业单位向自收自支和企业过渡，倡导能改企业的就要改企业。

其次，公立医院偏离医疗服务中心。在片面强调经营属性和经济效益的政策导向下，公立医院的发展开始偏离医疗服务这一中心。1988 年的 10 号文件《关于扩大医疗卫生服务有关问题的意见》调动广大医疗从业人员的积极性，在具体措施上提出实行以副补主、以工助医，公立医院可以开展有偿服务，调整医疗卫生收费标准，以多种形式服务大众，并推行各种形式的承包责任制。1988 年的 10 号文件后，全国县级以上一半医院实行了各种形式的承包制，医务人员开展业余服务和兼职医疗服务收费以副补主、以工助医，举办第三产业或者小型工副业。公立医院实现了独立核算，自主经营，自负盈亏。由于国家认为各地情况千差万别，用一种政策、一种形式、一种方法很难将工作做好，应因地制宜，多种形式，放宽政策，因此各地出现多种市场化改革路径。这一时期公立医院总体趋势是引进经营承包责任制，强调经济效益，忽视社会效益。

三、政府主导的市场化治理时期（2009 年至今）

2009 年是新医改元年，新医改对公立医院市场化改革，坚持政府主导和发挥市场机制相结合的原则，强化公立医院公益性，目的是扭转公立医院的趋利行为，实现医疗服务公平和效率的统一。

（一）政府主导的市场化治理背景

经济背景：过度市场化一个重要原因是政府财政的疲软，改革初期到 1995 年，财政收入占国内生产总值的占比从 31.2% 下降到 10.7%。低收入意味着低支出，尤其在公共服务领域，财政心有余而力不足。20 世纪 80 年代中期政府支出逐年下滑，到 2002 年下降到 15.21%，低于大多数发达国家（王绍光，2005），因此政府对公立医院只给政策不给钱的各种市场化改革探索，被很多学者认为是政府在甩包袱。经历这一时期后，中国经济逐渐回暖，政府财政有能力给予公立医院更多的投入。

社会背景：在公立医院从福利型向经营型转化过程中产生了过度市场化（李卫平，2006）。市场化转型初期，政府采取逐步放松对公立医院经营的行政管制并减少财政补贴的改革路径，虽然搞活了医院也增加了职工的积极性，但同时也造成了诸多乱象。如在以副补主的政策诱导下，各地公立医院开始各种企业化经营手段的试验，改革路径的多样化和决策的随意性，导致公立医院出现了从以副补主变成了不务正业的局面。在医疗服务过程中，也出现了大处方、大检查、以药养医、诱导医疗等不良后果，以至于我国医疗费用不断上涨。1998—2008 年，医疗机构门诊次均费用从 41.88 元增加至 112.64 元，医疗费用的增长远远超过居民收入的增长。社会上普遍出现对公立医院乱收费、态度差、服务不好等各种不满。

（二）政府主导的市场化治理主要政策

这一时期政府重新回归主导办医的地位，对公立医院治理确定了公益性目标，以 2009 年《国务院关于深化医药卫生体制改革的意见》为起点，不断强化政府对公立医院的投入责任、监管责任等。在公立医院治理的推进中新医改继续加大公立医院的自主权，探索法人治理、管办分开、院长聘任等治理方式，以增强公立医院的积极性（见表 3.5）。

表 3.5　政府主导的市场化治理时期主要政策

时间	政策来源	内容
2009 年 3 月 17 日	《中共中央国务院关于深化医药卫生体制改革的意见》	深化医药卫生体制改革指导思想，强化政府责任和投入，建设覆盖城乡居民的基本医疗卫生制度。坚持公平与效率统一，政府主导与发挥市场机制作用相结合；加强政府在制度、规划、筹资、服务、监管等方面的职责，维护公共医疗公益性，促进公平公正。到 2011 年，基本医疗保障制度覆盖城乡居民，基本公共卫生服务普及。坚持非营利性医疗机构为主体、营利性医疗机构为补充，公立医疗机构为主导、非公立医疗机构共同办医原则。推进公立医院管理体制改革，从有利于强化公立医院公益性和政府有效监督出发，积极探索政事分开、管办分开的多种形式；落实公立医院独立法人制度。推进公立医院补偿机制改革，加大政府投入，完善公立医院经济补偿政策，逐步解决以药补医问题

续表

时间	政策来源	内容
2009 年 3 月 18 日	《国务院关于印发医药卫生体制改革近期重点实施方案(2009—2011年)的通知》	公立医院坚持维护公益性和社会效益原则,以病人为中心;公立医院补偿由服务收费、药品加成收入和财政补助三个渠道改为服务收费和财政补助两个渠道;政府负责公立医院大型设备、基本建设、重点学科发展及政策性亏损等;通过药事服务费、调整技术服务收费标准和增加政府投入补偿药品加成损失
2009 年 7 月 22 日	《国务院办公厅关于印发医药卫生体制五项重点改革2009年工作安排的通知》	鼓励社会资本办医;完善医院法人治理结构,推进人事制度改革;建立公益性为核心的政府监管制度;取消药品加成、调整医疗服务价格,实现由服务收费和政府补助补偿;探索公立医院维护公益性和提高效率具体实现形式
2010 年 4 月 19 日	《国务院办公厅关于印发医药卫生体制五项重点改革2010年度主要工作安排的通知》	调整公立医院布局,引导社会办医,合理确定公立医院人员编制、探索多方参与的公立医院质量和评价制度;改革公立医院补偿机制,探索医药分开,取消药品加成;加强公立医院内部管理,加强成本核算和控制,规范医疗行为,制定100种常见病临床路径
2011 年 3 月 7 日	《国务院办公厅关于印发2011年公立医院改革试点工作安排的通知》	推进管办分开,卫生行政部门负责人不得兼任公立医院领导职务;采取设立专门机构等形式确定政府办医机构,履行政府举办公立医院的职能;探索理事会等多种公立医院法人治理结构,理事会成员要包括政府代表、职工代表、服务对象代表和专家学者;确立公立医院独立法人地位,强化经营管理责任;完善院长任用制度;确立公立医院绩效考核制度,建立以公益性为核心的绩效考核体系;改革以药补医;合理调整医疗服务价格,体现医务人员技术劳务价值;实施控制医药费用措施,探索多种医疗保障付费方式,推进按人头付费、按病种付费、总额预付等支付方式,探索医疗保障机构与公立医院谈判机制;实施成本核算与控制,提高资源利用效率;加强监控,住院次均费用、人次增长率、住院率和药品费用增长率、药占比等控制管理;调动医务人员积极性,全面推行聘用制,合理定编,完善医生多点执业试点

续表

时间	政策来源	内容
2012年4月14日	《国务院办公厅关于印发深化医药卫生体制改革2012年主要工作安排的通知》	加快健全全民医保体系，改善医保支付方式；巩固和完善基层医疗机构运行新机制；推进县级公立医院改革试点，破除以药补医，发挥医保的补偿和监管作用，按照政事分开、管办分开的要求，落实县级公立医院经营管理和用人自主权；深化城市公立医院改革试点，改革补偿机制，建立现代医院管理制度
2013年7月24日	《国务院办公厅关于印发深化医药卫生体制改革2013年主要工作安排的通知》	在基层医疗机构创新绩效考核机制，鼓励合理拉开收入差距；推进县级公立医院改革，建立长效补偿机制，建立健全法人治理结构，推进医药价格改革，深化人事制度改革；深化城市公立医院改革试点，控制医药费不合理增长，强化成本管理，将成本控制纳入对公立医院的绩效考核
2015年3月30日	《国务院办公厅关于印发全国医疗卫生服务体系规划纲要（2015—2020年）的通知》	坚持政府主导和市场机制相结合的原则，发挥市场机制在资源配置方面的作用；健全以聘用制度为主要内容的事业单位用人机制
2015年10月27日	《关于控制公立医院医疗费用不合理增长的若干意见》	总体上医疗费用不合理增长问题仍然存在，突出表现在城市公立医院；将控制公立医院医疗费用不合理增长作为深化医改的重要目标和任务；规范从业人员诊疗行为，严禁给医务人员设定创收指标；强化医疗机构内控制度，加强预算约束，强化公立医院成本核算，控制不必要的费用支出；转变公立医院补偿机制，合理提高体现医务人员技术劳务价值的服务价格；加强医疗费用监测；严格实施考核问责，将控费目标实现情况与公立医院财政投入、等级评审及院长考核挂钩

续表

时间	政策来源	内容
2016 年 11 月 8 日	《国务院深化医药卫生体制改革领导小组关于进一步推广深化医药卫生体制改革经验的若干意见》	医改进入深水区和攻坚区；建立强有力的领导机制和医疗、医保、医药"三医"联动工作机制；发挥医保基础作用，加强对医疗服务的外部制约，推行政事分开、管办分开的现代医院管理制度；建立符合行业的人事薪酬制度，调动积极性
2016 年 4 月 26 日	《国务院办公厅关于印发深化医药卫生体制改革 2016 年重点工作任务的通知》	全面深化公立医院改革；扩大城市公立医院改革试点；落实政府投入责任；巩固取消药品加成改革成果，增加政府补助、改革支付方式等补偿机制；制定建立现代医院管理制度的指导性文件，落实公立医院人事管理、内部分配、运营管理等自主权；深化编制人事制度改革，对编制内外人员待遇统筹考虑；制定公立医院绩效工资总量核定，建立与岗位职责、工作业绩、实际贡献紧密联系的激励机制，调动医务人员的积极性；严格控制医疗费用不合理增长
2017 年 4 月 25 日	《深化医药卫生体制改革 2017 年重点工作任务》	2017 年 9 月底前实现所有公立医院全部取消药品加成；提高医疗服务在总收入中的比例；药占比控制在 30% 左右；百元医疗收入中卫材费降低到 20 元；落实医疗服务价格改革政策；全面落实公立医院的投入政策；将公立医院医疗费用平均增长幅度控制在 10% 以下；城乡居民医保财政补助由每人每年 420 元提高到 450 元；推行公立医院药品采购两票制

资料来源：笔者根据历年文献整理

（三）政府主导的市场化治理政策效果宏观评价

1. 政策成效

确立公立医院公益性。这一目标扭转了上一个时期公立医院被过度强调的经营属性，而回归了公立医院本身的公益属性。虽然公立医院公益性的实现仍然未有定论，但办医目标的明确以及相关一系列配套措施的实施，纠正了大处方、大检查、高药费等一系列民众聚焦的看病难、看病贵问题。同时，公立医院为践行其公益属性不断展开公益性活动，社会形象进一步好转。

实现覆盖全民的医疗保障系统。20 世纪 80 年代以来，我国农村合作医疗覆盖率持续降低，由 1980 年的 63.8% 降到 1989 年的 4.8%（王虎峰，2008）。医疗保障系统的不健全是民众反映看病贵的主要原因。换句话说，看病的自付费用太高，是老百姓看病贵的重要原因。新医改对群众关注的医药费用快速上涨、个人医疗负担过重等问题给予了高度重视，2008—2012 年，新农合的参合率从 91.53% 上升到 98.26%，人均筹资水平从 96.3 元增长至 308.5 元，大部分地区统筹支付的医疗服务从住院扩大到门诊，政策内住院费用报销比提高至 75% 以上（姜德超等，2015）。新医改后，我国医疗保障实现了系统的全面覆盖。

2. 弊端和问题

医疗保健体系的全面覆盖试图解决群众看病自付费用高的问题，然而医疗费用不合理增长仍然无法有效遏制。在医改进入攻坚阶段的 2015 年 10 月，国家卫计委还针对该问题，专门印发了《关于控制医疗费用不合理增长的若干意见》，由此也可见该问题的严重程度。该意见将控制公立医院医疗费用不合理增长作为深化医改的重要目标和任务，足以说明公立医院医疗费用不合理增长问题之深、改革难度之大，以及政府对解决这一难题的决心。学者们对公立医院这一痼疾也给予了高度重视，如李玲就曾对医疗费用不合理增长与医保支付的关系做过形象的阐释，她说，公立医院的创收机制就像是一台永动的机器，如果不改变这个机制，政府投入再多的钱，也只是给这个不断转动的机器加油。顾昕（2009）更直接表明，这一时期医疗费用不合理增长的原因是供方诱导需求所致。因此新医改进入深水区后，公立医院的创收机制成为市场化改革的核心问题。

（四）行政化与市场化演变趋势

在新医改的酝酿过程中，国内外不同研究机构先后提交了九套新医改备选方案，在这些方案中一直存在着市场和行政的交锋，最后国务院确定的新医改方案，坚持了对公立医院市场化改革的方向，同时也加强对政府主导、公立医院公益性的要求，明确了医疗卫生领域的政府责任，包括强化政府的筹资和分配功能，以及政府全面干预医疗卫生服务体系的建设和发展功能（葛延风，2007）。在新医改制度框架下，公立医院市场化推进的演变过程是行政回归和市场深化的重构。

1. 行政回归

政府加大对医疗卫生事业的投入。新医改后政府在医疗领域的投入是空前的，2009—2011 年各级政府打算投入 8500 亿元，实际投入达到 14000 亿元，超额完成了任务。其中，约 1/3 来自中央政府，2/3 来自地方政府。约 50% 的政府资金补贴参加新农合和城镇居民医疗保险的人群，30% 的资金用来建设城乡基层医疗卫生机构和人员培训，10%—16% 的资金用于提供公共卫生服务（姜德超等，2015）。

在《国务院关于印发医药卫生体制改革近期重点实施方案（2009—2011 年）的通知》中，明确政府负责公立医院大型设备、基本建设、重点学科发展及政策性亏损等，逐步担当起政府主导办医的责任。在 2016 年《国务院办公厅关于印发深化医药卫生体制改革 2016 年重点工作任务的通知》中又强调落实政府责任，尤其是落实对公立医院投入的责任。在 2017 年《国务院办公厅关于印发深化医药卫生体制改革 2017 年重点工作任务》中要求全面落实公立医院投入政策。

改革公立医院补偿机制。破除"以药补医"是新医改的关键词，从 2009 年《国务院关于深化医药卫生体制改革意见》提出逐步解决以药补医的问题之后，在每年的医改政策中都会被提及，并在随后的政策中将政府责任放在主体的地位：《国务院关于印发医药卫生体制改革近期重点实施方案（2009—2011 年）的通知》中规定，对公立医院补偿机制的改革，主要通过收费和财政补助双渠道实现，因此各地相应的配套措施中都有适当的财政补助来补贴公立医院损失的药品收入。在 2017 年《深化医药卫生体制改革 2017 年重点工作任务》中要求药占比控制在 30% 左右，并对耗材的费用占比也提出了具体要求。

控制医疗费用增长。这一时期政府利用行政手段直接控制公立医院医疗费用的增长。2011 年《国务院办公厅关于印发 2011 年公立医院改革试点工作安排的通知》提出，要加强住院次均费用、人次增长率、住院率和药品费用增长率、药占比等的控制管理。2013 年《国务院办公厅关于印发深化医药卫生体制改革 2013 年主要工作安排的通知》，要求深化城市公立医院改革试点，控制医药费不合理增长，强化成本管理，将成本控制纳入对公立医院的绩效考核。2015 年在《关于控制公立医院医疗费用不合理增长的若干意见》中强调，要严格实施考核问责。将控费目标实现情况与公立医院财政投入挂钩、与等级评审挂钩、与院长考核挂钩，严禁给医务人员设定创收指标。2016 年在《国务院办公厅关于印发深化医药卫生体制改革 2016 年重点工作任务的通知》中再次提出，要严格控制医疗费用不合理增长。2017 年《国务院办公厅关于印发深化医药卫生体制改革 2017 年重点工作任务的通知》中对公立医院医疗费用平均增长幅度提出管控要求，要求年增长幅度控制在 10% 以下。

政府运用医保机构控费。2011 年在《国务院办公厅关于印发 2011 年公立医院改革试点工作安排的通知》中提出实施控制医药费用措施，探索多种医疗保障付费方式，推进按人头付费、按病种付费、总额预付等支付方式，探索医疗保障机构与公立医院谈判机制。2015 年在《关于控制公立医院医疗费用不合理增长的若干意见》中提出改革医保支付方式，强化医保基金收支预算，建立复合型付费方式，以按病种付费为主，逐步减少按项目付费。从这些政策可见，政府试图以医保机构作为代表与公立医院进行谈判，进而达到控费的目标。

2. 市场深化

新医改后，公立医院的市场化改革之路更加走向深入，主要策略是探索公立医院管办分开、法人治理。这些改革目标在 2009 年 3 月《国务院关于深化医药卫生体制改革的意见》、2009 年 7 月《国务院办公厅关于印发医药卫生体制五项重点改革 2009 年工作安排的通知》、2011 年 3 月《国务院办公厅关于印发 2011 年公立医院改革试点工作安排的通知》、2013 年 7

月《国务院办公厅关于印发深化医药卫生体制改革 2013 年主要工作安排的通知》等政策文件中多有体现，但是在公立医院去行政化政策执行中面临困境。

法人治理模式面临困境。新医改后，法人治理模式在多地、多次进行试验，但是在推行中遭遇了内部和外部的双重困境：

（1）所嵌入的制度环境困境。法人治理给予公立医院充分的自主权，但实际上因为公立医院外部没有竞争机制，而且未形成完善的社会声誉机制，公立医院的自主权未能被合理利用。作为事业单位的公立医院，将其法人治理改革置于传统的事业单位体系中，是不可能成功的。同时，要求党委、政府下放权力也是难以实现的（万祥波，2014）。

（2）公立医院内部阻力。从公立医院的禀赋来看，公立医院均为国有独资医院，产权形式单一，难以在内部形成权力制衡和代表多方利益的监督机制，因此其法人治理结构的具体措施，如院长责任制、人事分配制、奖惩激励机制都不可能实现。试点实施的所谓公立医院法人治理结构，理事会成员均为分管公立医院的政府各部门的一把手或二把手，再叠加公立医院的院长和副院长等，理事会在实践中演变成政府联席会议，并未脱离行政化的套路（顾昕，2017）。公立医院内部领导和职工也并没有去行政化的积极性，看不到去行政化带给他们的利益，并且对改革造成的效益下滑有着严重担心（刘明芝，2016）。

管办分开面临困境。在管办分开的具体实施过程中，关于管办分开的讨论和实践，依然停留在将公立医院的经营管理职能从原来的政府机构分离到另一个政府机构（或准政府机构）中去，不少地方建立了诸如医院管理局之类的新机构。这类新设的机构仍然隶属于各地卫生行政部门，因此实际上是管办分开但仍不分家，还有一些地方将这类机构建立在卫生行政部门之外，但其实是另一个行政部门。看上去是管办分开，实际上只是换了另一个管理员。由此，余晖（2014）认为，只是再行政化的管办分开取代了去行政化的管办分开，管办分开在实践中成为换汤不换药的概念游戏。

聘用制人事管理制度面临困境。关于院长的聘用：刘明芝(2016)认为，去行政化的院长聘用模式应该是，院长不再由政府来任命，而是由公立医院内部推选产生，选聘的人员可以是优秀员工，也可以是外部聘请专家，甚至可以通过专业的第三方公司在社会上遴选产生。当前院长聘用制缺乏统一、严格、规范的标准，去行政化策略中公立医院院长的聘用依然沿用行政干部标准进行选拔和考核，在实施试点的公立医院里院长的年薪也并没有科主任多，体现不了院长的实际价值（张贵民，2014）。关于医疗技术人员的聘用：聘用制意味着要端走在编人员的铁饭碗，这必然会遭到追求稳定安逸生活的医院在编职工的强烈抵制（刘明芝，2016）。去行政化一派于是趋向于较为缓和地推进人事制度改革，即采用新人新办法、老人老办法的原则，逐步解除公立医院的事业编制管理（顾昕，2017）。试点实践中有代表性的是北京和深圳两地的探索。2015年北京公布《关于创新事业单位管理加快分类推进事业单位改革的意见》，提出"随自然减员逐步收回编制"的意见。同年，深圳出台《深圳市深化公立医院综合改革实施方案》，成为公立医院去编制的一次突围（周哲等，2015）。然而这些实践并没有产生长远和持续的效应，反而以遭遇在编职工的强烈反对而匆匆落幕。

小结

新制度主义者们将制度视作各种要素的复合体，在外部环境变化的时候，内部要素发生调整、冲突进而引起制度的变迁。由此可见，在新制度主义的视角下，制度变迁并非激进的要素完全替换，而是一个要不断重组缓进而漫长的过程。在这一过程中，不仅要关注宏观制度脉络的稳定性和依从性，更要注意内部要素的互动和调整。在这一理论视角下，本章简要地梳理了从新中国成立初期到当前，我国公立医院治理变革的制度变迁过程，并在梳理中着重关注了制度内部市场和行政两种核心要素的进退、互动和变化趋势。

新中国成立后我国公立医院治理的制度变迁大致经历了两个阶段：一个是完全行政化治理阶段，一个是向市场化的转型阶段。这两个阶段的政策变化都有其必然的社会和经济背景，完全行政化治理是我国计划经济社会、经济背景下的产物，这一阶段公立医院治理主要运用行政化手段，公立医院的经营属性被忽略，仅仅作为政府的事业单位为群众提供医疗服务。这一阶段虽然我国医疗卫生事业成绩在发展中国家中排名靠前，但是整体水平偏低，公立医院人员积极性不高，缺少发展动力，医院亏损严重。

在我国从计划经济向市场经济过渡的背景下，为提高公立医院的积极性，政府在公立医院治理中引进了市场手段。这一市场化的转折发生在1985 年 62 号文件中，在这一文件中可以看到"政府放权""增强公立医院自主性"等市场化的关键词。公立医院向市场化的转型分为三个时期，分别是行政化治理时期、行政化治理到市场化治理的过渡时期，以及政府主导的市场化治理时期。在过渡时期，政府采取了行政放权、退出主导地位的政策方针，而公立医院在行政退出、拥有较多自主权的背景下，开始了自主创收，供方诱导的过度医疗服务，最终看病难、看病贵成为这一时期的社会热点问题。2009 年新医改为纠正这一问题，明确了政府办医的主导地位，并在不断加大政府投入的基础上继续公立医院市场化改革路径，公立医院治理进入了政府主导的市场化治理时期。这一时期政府加大了对需方的投入，我国进入了全民医保的新时期，但同时医疗费用的不合理增长在公立医院层面仍然继续存在，对公立医院的市场化治理改革提出挑战。管办分开、法人治理、聘用制管理等市场化措施遭遇失败。

在公立医院市场化治理制度变迁中，我们着重关注了市场和行政两种制度要素的互动和变化。首先，是行政要素独占鳌头。在完全行政化治理时期，公立医院活力缺失，人员积极性不高，导致医疗服务能力低下，大量医疗资源被浪费，运行机制僵化，对完全行政化的治理提出挑战。也因此，制度内部的市场化要素萌芽，公立医院经营性被认知，自主权加大，尝试以奖金激励人员积极性见到成效。因此，完全行政化的治理是不妥当的，公立医院治理需要市场要素的进入。其次，是行政要素退后，市场要素兴起。在政府不断放宽对公立医院的行政管制，过度市场化治理时期，公立医院治理总体呈现行政化逐渐消退、市场化逐渐增强的趋势。在行政化式微，而市场化不断加强的过程中，公立医院自主性加强，人员积极性提高，但是出现了公立医院企业化管理兴起、偏离医疗服务这一中心等过度市场化的创收行为，医疗费用的超常规快速增长被广泛诟病。由此可见，行政要素退让是培育和壮大市场的必然前提，但是市场要素在不受制约的条件下会不断追求利益最大化。最后，是行政要素的回归。政府主导的市场化治理时期，呈现出行政回归、市场深化的要素互动。政府加大投入，改变对公立医院的补偿机制，积极以行政手段干预控制医疗费用的增长。与此同时，探索完全市场化的公立医院治理模式遭遇瓶颈。这一阶段仍然在继续中，行政要素的回归为公立医院治理的公益性取向提供了强大的基础，行政与市场是不可分割的，同时行政与市场要素如何调适以取得公立医院治理的突破和进展也将是本书关注的主要问题。

第四章　当前我国公立医院治理的整体格局

新医改后，公立医院去行政化被提上议事日程。2013年2月召开的十八届三中全会通过的《中共中央关于全面深化改革若干重大问题的决定》，正式提出"推动公办事业单位与主管部门理顺关系和去行政化，逐步取消医院的行政级别"。随后在2016年8月国家卫计委、财政部联合印发的《关于做好2016年县级公立医院综合改革工作的通知》中，进一步明确指出要落实县级公立医院人事管理权，推进医院去行政化，逐步取消医院行政级别，实施医院管理委员会管理下的现代公立医院管理制度。在政府层面不断下达公立医院去行政化政策文件的同时，实践主体——公立医院却迟迟未见行动，遭遇雷声大雨点小的政策执行困境。那么，去行政化何以如此之难？行政化是公立医院市场化治理的主要障碍吗？对公立医院而言，行政化是弊大于利吗？去行政化就会好吗？这些问题都应该从公立医院的内部运营中去寻找答案。

一、事业编制：公立医院的稀缺资源

（一）差额事业编制在公立医院的变迁

编制是事业单位的标签，在计划经济时期公立医院人员都是带有事业编制的单位职工，是国家干部。伴随着公立医院市场化改革，一方面政府逐渐减少对公立医院的直接财政投入，在人员编制上对公立医院采取了"进人不增编，退休不退编"的管理办法，紧缩公立医院编制入口；另一方面在自负盈亏、自主权增大的政策鼓励下，公立医院快速壮大，原有编制已经无法满足医院的用人需求，公立医院开始以招聘方式吸纳人员。这就造成了公立医院人员身份组成较为复杂的局面，公立医院人员一般分为三种身份：差额事业、自收自支以及合同制。在我国地方公立医院中，除妇幼保健医疗机构为全额事业单位之外，其余公立医院均为差额事业单位，即政府负责在编职工50%—60%的工资，剩余工资、奖金等依靠公立医院自身服务赚取。

岐黄医院由职工医院改制而来，当时岐黄医院所在久安市政府根据其开放床位数136张，为其核定编制136个。之后经历两次调整，2008年编制增加到296个，2015年又缩减为283个，后一直延续至今（见表4.1）。

表4.1 岐黄医院各年份节点编制、床位、职工人数变化表

时间	核定编制数（个）	床位数（张）	职工总人数（个）	在编人数（个）/占比（%）	非在编人数（个）/占比（%）
1987年	196	136	162	162/100%	0/0%
2008年	296	300	420	202/48%	218/52%
2012年	296	420	443	243/55%	200/45%
2015年	283	430	524	241/46%	283/53%

数据来源：笔者调研，2017年7月11日

20世纪80—90年代，岐黄医院在编职工一直保持在170人左右。一般大中专学生拿到派遣证到久安市人事局调配科，经政府统一调配带编制进入医院，但因为大中专学生较为稀缺，岐黄医院就想办法招收一些卫校的学徒参照中专生待遇，和市政府协商给编制，扩充医院的医疗队伍，通过这种方式增加了30多个在编专业技术人员。

2003年非典之后，久安市政府加大了对公立医院的投入，岐黄医院开始逐步发展壮大起来，床位数超过280张。在公立医院作为事业单位开始公开招考后，编制数量优势得到了凸显：市级事业单位公开招考只针对有空编的事业单位，如果本单位没有空编，则无法上报所需岗位，政府将不做招考计划，同级别医院因编制满员失去了招考机会，而岐黄医院因为有足够的空编，得以通过招考方式引进大专院校的技术人才。

（二）公立医院编制现状

岐黄医院人事科科长丹皮在访谈中对该院现在的编制总数、空编数量

和意欲设置的招聘岗位、人员都讳莫如深，她称编制在每个医院都是秘密，但她无法明确解释这种原因，她认为大家都不能说是因为有一种莫名的担心。在对人事科科长以及多家医院的院领导进行访谈后，笔者对这种担心有了大致的了解：空编数量代表着一个医院发展的空间，空编越多则发展空间越大，后劲越足，这对于处于竞争中的各家公立医院是不言而喻的；空编数量也影响着内部队伍的稳定，无编制职工热切向往着编制，外部人员希望进入有编制的集体中。显然，在政府收缩并定额编制数量，合同制人员对编制极度渴望的双重挤压下，编制成为公立医院的一种稀缺资源，如何将这种资源合理应用，是每个公立医院都会慎重对待的事情。

1. 事业编制的分配机制

在岐黄医院现有的 524 名职工中，有 241 名在编职工，占总职工数量的 46%，低于一半。拥有事业编制的主要是临床医务人员，护理岗位大多数是合同制。对于编制倾向于临床科室，该院人事科副科长这样解释：

> 医院在制订和上报招聘计划的时候以临床医疗岗位为主，因为编制有限，不可能把编制分给行政岗位、护理岗位或者其他辅助岗位。临床是医院的一线，保障临床才能保证生存，临床中两类人：医生和护士，护理人员培养周期较短，护理工作技术含量相对较低，所以合同期限内基本可以完成任务，并且走了损失也不大，再招聘及培养也很容易。医生就不同了，培养周期较长，是一个系统工程，像咱们这种小城市又没有什么区位优势，留不住人，有个编制人才能安顿下来，才会对自己在这里的工作和生活有规划，医院也会尽全力好好培养，将来可以成为学科带头人或者主任医师。
>
> ——摘自笔者调研笔记青蒿访谈录

2. 事业编制的获取路径

如上所述，现在进入公立医院编制的唯一途径是通过事业单位公开招考，即逢进必考。岐黄医院是久安市直属事业单位，由其将用人需求上报给政府相关部门，审批后与久安市其他事业单位一同组织考试，组织实施部门由久安市委托人事局所属人事考试中心完成，考生通过笔试和面试之后，进行成绩排名，择优录取。这一过程中除了上报用人需求之外，事业单位本身都没有其他参与权。具体的招考职位确定方式是：有空编的事业单位，划定 1/2 数量作为存续空编，剩余空编数量的 1/2 可申报招考。换句话说，参加招考的事业单位必须永远保留空编数量，不能将空编吃干喝尽。因此招考数量极其有限，一些编制紧缺的医院无法通过招考补充进人。如 2017 年岐黄医院共有编制 283 个，现在编人数为 241 名，那么其空编数量为 42 个，1/2 为 21 个，因此其当年招考人数不得超过 10 人。2017 年岐黄医院申报公开招考拟设岗位共 6 个，招考人数共 6 人，全部为专业技术岗位，分别为影像学、临床药学、口腔医学和医学检验专业，学历要求必须为硕士以上学历。岐黄医院人事科科长表示："这些岗位和人员都是经过领导班子反复上会讨论的结果，必须是医院急需的紧俏人才，编制紧张绝对不能滥用。"

招考条件、过程严格限制。久安市卫生系统的招考要求为全日制普通高校硕士以上学历，临床医生需具有医师资格证，医疗技术人员要有技师证。市级相关部门对招考人员的学历、年龄均有统一要求，非特殊情况不能例外，并且会对岗位的编制空余情况进行核查。相对高阶的招考要求将普通本科学历的医学生挡在编制门外，同时相对较少的岗位数量也让竞争中的一些硕士生止步复试。复试一般是差额面试，岐黄医院 2017 年招考中共 25 人入围，以分数排名，并在政府官网上公布，最后进入编制的只有 6 人。久安市人社局公考办伦主任说："公开招考是严格的具有法律效力的考试，笔试、面试均从外省调题，面试考官也是从外省抽调专家，考生全程见不到报考单位的人员，最大限度做到公开、公平、公正。"笔者对在考试中胜出的几位职工进行了访谈，印证了伦主任的说法，考生全程都没有见到报考单位的人，面试全程录像，考试过程很公平。在对合同制职工的问卷调查中，100% 的合同制职工认为招考是公平、公正的。值得关注的是，问卷中只有 30% 的合同制职工认为，医院自主聘任的合同制招聘是公平的。

高层次人才引进可以越过公考，直接进入编制。在近期引进的高层次人才计划中，岐黄医院准备引进一名北京某医学高校的急需专业硕士生。虽然该硕士生对久安市的城市建设和发展并不满意，但是对于直接给编制表示很满意。

事业编制的考录过程虽然公开、公平，但是招考数量、招考机制却被公立医院诟病。如在另一家县级公立医院华佗医院调研时，笔者了解到近年来该县只在 2011 年和 2015 年组织过两次公考，招考时间安排随意。华佗医院赵院长说："如果每年招一次，医学院校的学生们知道这个规律就会来报考，现在是冷不丁招一次，等不上的孩子们就去了别的地方或者去考研了，就不等着招聘了，最后县乡村医院就没人报了。应该每年招，形成机制，不然的话就会形成断档，学医的无法补充进来，比如今年毕业的医学生，没有医院招聘，他们也就考公务员或者去卖药了，不能当医生了。另外，招人我们是报计划到人事局，人事局批了以后才能招，你要招一个人没有一年的时间是招不到的。"赵院长还强调，县级医院招人非常困难，优秀的人都去了大城市，每次报考人员的学历和素质都不尽如人意。

3. 以编制为核心的公立医院治理体系

公立医院以编制为核心，从人员的工资待遇、职称职务晋升到约束惩戒，形成了一个多维度、有机结合的内部治理体系，并且这一治理体系从公立医院建立伊始就开始运行。伴随我国改革开放后经济高速发展，市场化手段进入公立医院。公立医院以自主招聘人员、自行负担人员工资的方式打开编制少、人员不足的禁锢，以应对日益增长的患者数量。虽然多种身份人员共处一院，但其治理体系并没有根本变化，非在编职工的加入没有撼动根深蒂固的编制核心治理体系，仅仅成为参照在编职工待遇、晋升、奖惩方式的另外一种身份的职工。

编制决定薪酬待遇。在编的医院职工为事业单位职工，其收入必须依照《事业单位专业技术人员（管理人员）基本工资标准》发放，并且享受50%—70%（依据当地财政状况有所不同）工资的财政直接补偿。其工资主要包含以下几个部分：岗位工资、薪级工资、物价补贴、绩效工资和岗位津贴，各项国家都有明确标准，依照职工的工龄、技术职称以及行政职务决定。非在编合同制职工虽然不需要按照国家标准发放工资，但是基本参考同样的标准执行。岐黄医院人事科科长谈到公立医院非在编职工工资待遇的一般流程和标准时说：

> 一般流程是由医院人事科拿出调整方案，上院长办公会决定，再下发文件执行。流程是公开的，我们也会展开充分讨论，因为非在编职工的工资需要全部核算到医院成本中，所以每一项虽然参考同等资历在编职工，但一般情况是参照最低水平，并且和其他单位进行比较。总之，原则上是在不影响大局的情况下，能低就低。在工资条上显示的是一部分，还有一部分是隐性的福利待遇，比如烤火费、丧葬费、抚恤金等，在编职工是足额发放的，非在编职工都不知道这些事。
>
> ——摘自笔者调研笔记丹皮访谈录

由此看来，编制不仅代表着在编职工的福利工资待遇，而且附着在编制之上的各种薪酬成为一种合法标尺，非在编职工的一切薪酬保障也皆以此为参照。

编制捆绑技术职称。技术职称被医护人员称为生命线，因为职工技术职称不同，不仅工资待遇差别很大，而且在科室、医院的地位也悬殊，甚至在社会上的影响力也不一样。人们俗称的专家与职称息息相关，一般指副高级以上职称的医务人员。公立医院专业技术人员的技术职称与编制是绑定的。也就是说，有编制才能晋升技术职称。在岐黄医院《2014年关于高中级专业技术人员职务聘任工作的通知》中，可见对聘任对象、原则和名额有明确规定：聘任对象为已取得中高级专业技术任职资格，同时具备聘任必备条件，未被聘任的在编专业技术人员；聘任原则需在核准的岗位空缺和结构比例内（编制和职数范围内）；聘任数量为副高级专业技术职务

2 人、中级专业技术职务 18 人。

技术职称不仅以编制为依托，而且技术职称和编制的数量核定一样是政府根据床位数、人员规模按比例给定的，鲜有变化，目前三级公立医院的职称都较为紧缺。当前，岐黄医院现有职称位置基本被占满，因此很多已经通过职称考试的职工在排队等候被聘，只有等有职称的人退休后，才能空出职称位置，其他人才能顶上来。笔者在岐黄医院调研期间，该院外科的 3 名青年医师，其中 2 名在 2013 年考过中级职称，赶上 2014 年中级空缺名额较多（如上共 18 名）就被聘了，而余下的 1 名因考试未通过，2015 年才考过，但当年已经没有名额，于是到现在该职工依然是初级职称，他表示："看见和自己同时进入医院的同事，职称却不一样，心里不是滋味，但是也没办法，只能怪自己。"

随着招聘职工的日益增多，且其中不乏优秀者通过职称考试，苦于没有编制不能聘用，岐黄医院对非在编职工采取鼓励措施，即以院聘的方式解决这部分人的职称问题，但是院聘只能在本院享受职称待遇，离开本院依然没有职称。而且院聘后待遇由医院发放，所以医院对非在编职工的职称数量严格把控，并且在事实上做不到和在编制职工同等对待。

编制是行政职务的基础。明确公立医院职务与编制的关系，首先要考察医院内部各个部门行政职务的来源。从久安市编制办公室下发的《岐黄医院主要职责内设机构和人员编制规定的通知》中，可以清晰地看到这些职务的设置规则。文件规定岐黄医院内设 47 个机构，分为管理机构和医疗机构两大部分，管理机构包含党总支办公室、院务办公室、编制人事科、财务科、老干部科等共 19 个，其余为医疗机构。每个机构都明确了编制数量和职数名额，以院务办公室为例，编制 10 名、职数 3 名，意为共可有10 名在编职工，其中 3 名是副科、正科职数。任命流程为：医院将任职需求上报，待组织部批复后方可进行选拔、任用，这一过程仍需接受组织部的监督和核查。职务设置比例以编制人员数量为基础，取得职数的人员即有职务的人员必须是在编职工。现阶段公立医院职务的任命必须具备这两个基础条件：在编职工、空缺职数。

编制是违规惩戒的依据。公立医院对医疗技术人员的违规违纪行为的认定、惩戒，仍然以事业单位内编制人员的规定和法律作为依据。

> 2017 年岐黄医院超声科大夫白微在未经岐黄医院批准的情况下，曾去市级其他公立医院利用业余时间供职，经岐黄医院纪检监察部门查证，白微医生 2015 年 10 月—2016 年 10 月，在他院供职 85 天，每天领取 150 元报酬，累计领取 12750 元。按照《西省医师多点执业申办流程》规定，外出兼职要向医院申请并批准后方可，白微医生显然违规，但该办法并无惩戒规定。岐黄医院又根据《事业单位工作人员处分暂行规定》第十八条第六款"违反国家规定，从事、参与营利性活动或者兼任职务领取报酬的"有关规定，给予白微医生警告处分。根据《事业单位工作人员处分暂行规定》第三十九条第一款的规定，如果白微医生不服行政处分决定，可在 30 日内向人事科申请复核。岐黄医院以院发文形式向医院各个科室下发处分决定，以儆效尤。同年，另一位行政岗位在编职工苦参因作为法人代表在外开设商贸公司进行营利性商业活动，根据久安市《关于对全市财政供养人员经商办企业问题进行整改的通知》，认定其属于财政供养人员经商办企业，其惩戒依然依据《事业单位工作人员处分暂行规定》第十八条第六款，给予其警告处分。
>
> ——摘自笔者调研笔记

院方认为白微医生的行为会对医院造成潜在风险，一旦有医疗纠纷和医疗事故，到底由哪家医院承担并不明朗，他们认为本院职工的医疗行为必须在本院的监管下执行。编制内职工政府和供职医院都为其提供了良好的培训、晋升、福利待遇等，如果在职期间还要去其他医院服务，而其他医院仅仅付给较低的用工酬劳，对于供职医院是不公平的。因此编制成为个人与医院之间的归属凭证，医院通过依附编制的法律法规惩戒违规的在编职工。

　　综上所述，公立医院已经形成了一整套以编制为核心的治理体系，虽然这一治理体系的靶向人群是在编职工，但是非在编职工也参照执行。具体而言，首先，是人员的基本工资、福利待遇以编制内职工的工资、福利为标准；其次，是人员的晋升渠道、晋升方式、晋升标准参照编制内职工制定，公立医院会在非在编群体中按照在编人员设置职称标准，划定职称比例，满足非在编职工的晋升需求；最后，是人员违规违纪等也以编制为依据进行处理，对编制内职工的法律法规，不适用于编制外职工，但是会参照编制内职工对非编制人员进行相关管理和要求。这一套治理体系囊括了公立医院内部的各类身份人群，形成相对稳定的治理模式（见图 4.1）。

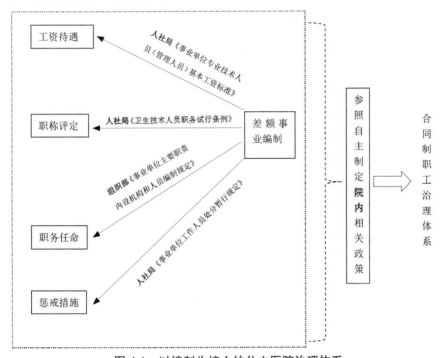

图 4.1　以编制为核心的公立医院治理体系

4. 公立医院各类人员对编制的需求认知

　　编制在公立医院治理中处于核心地位，那么作为公立医院内部的职工又如何认知和评价编制呢？为了解在岗职工对编制的需求认知，笔者对各类群体进行了深度访谈和调查问卷，结果发现不同人群对编制的认知并不相同。

（1）在编职工与非在编职工。以有无编制将公立医院人群分为在编职工和非在编职工，两种身份职工对编制认知存在差别。大多数在编职工在访谈之初都会说编制可有可无，只是收入比非在编职工高一些而已。很多年轻在编人员甚至觉得自己不在乎，只是其他人认为很重要。这主要是因为人员进入编制后一切福利待遇水到渠成，身在其中的人尤其是年轻人并不深究自己与非在编人员的差别，然而一旦涉及医院取消编制仍会表示强烈反对，主要原因有二：一是隐性福利的消失。他们认为取消编制预期会损失一部分特殊的福利，例如冬天政府统一要求发放的烤火费、13 个月的工资等福利。这些福利只有在编职工有，非在编职工并不享受，当非在编职工对此表示异议的时候，医院会答复这是政府给的，不是医院下发的。二是大锅饭式的稳定被破坏。对此最为担心的是那些年纪大、职称高的职工，他们因年纪大在科里的工作较少，不再写病历和管病人，一般仅安排出诊，对科里的贡献并不大，但是因为职称相对较高，收入很高。取消编制的话，他们会担心承受竞争的压力。大多数人认为一般有编制的话，如果不犯很大的错误，是不会被开除的，尤其是对老同志，医院和科里都是睁一只眼闭一只眼，但是一旦没有了编制保障，大家严格考核，那就很吃亏了，自己未必可以拿这么高的工资，而且没了编制一旦需要全员竞争上岗的话，自己的铁饭碗恐怕都难保。

对于编制的话题，非在编职工比在编职工明显更加敏感和全面。因为编制外人员稳定收入的部分只是较低的固定收入，而享受同等福利的比例较低（Chen Ping，2011）。在对岐黄医院全体非在编职工（这些职工年龄跨度从 70 后到 90 后，岗位分布涵盖行政和临床各类岗位）所做的题为《合同制职工对编制认知调查问卷》调查中，统计他们对编制的渴望程度，在 160 份问卷中 131 份表示非常渴望，占 81.87%。在编制对个人职业、生活影响的重要性排序中，依次是晋升和职业规划，占 29%；社会地位，占 26%；婚恋，占 16%；集体归属感，占 15%；家庭地位，占 14%（见图 4.2）。

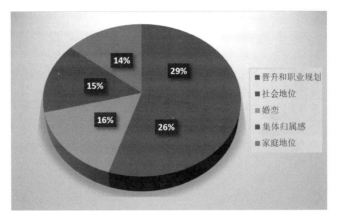

图 4.2　岐黄医院非在编职工对编制的认知

而在没有编制的情形下，仍然选择来公立医院就业，其看重的公立医院的优势依次为：稳定，56%；体面，29%；收入高，8%；氛围好，7%（见图 4.3）。

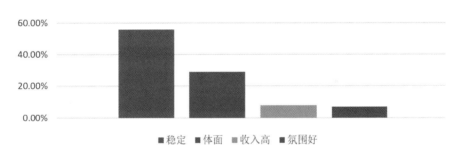

图 4.3　岐黄医院非在编职工选择公立医院就业的原因

虽然在问卷调查中，91 位合同制职工对收入表示非常不满意，占问卷总量 160 人的 56.87%，另外 43.06% 的职工表示不太满意，仅仅有 1 位职工认为比较满意，对收入表示非常满意的职工为 0（虽然有些奖金很高的科室，平均每月达到 3000 元，加上基本工资，一个合同制护士的收入在 4000 元以上，而久安市的最低工资水平为 1360 元）。一直以来，这些合同制职工除非参加公考考走或者调到更好的公立医院，职工队伍相对变化不大。

这些出自非在编人员的问卷，更鲜明地反映出编制为职工个体带来的经济和社会利益，折射出个体对编制需求的各个层面。

（2）行政工作者与临床工作者。以岗位结构可以将公立医院群体划分为行政工作者和临床工作者。公立医院的行政工作人员大部分都是由具有专业技术职称的人员调上来的，极少数专职从事行政工作。但是行政工作人员仍然都渴望职务，岐黄医院工会主席秦芄说："没有编制怎么办呢？那科长也没得认了，这是不行的，没有办法管理。"合同制职工小秦在行政办公室，她说因为没有编制也没有技术职称，她在这里将永无出头之日，但是好在有奖金还可以，反正现在还年轻，说不定以后政策就变了。

临床工作者对编制的看法存在分歧。公立医院临床工作人员中，医生基本为有编制人员，护理人员存在两种身份。对医疗技术依赖较高的科室，期望用有编制的职工，原因是他们认为能够考进编制的人，业务素质较高。岐黄医院重点专科的白果主任认为医院里面临床医生都是在编职工，为科室培养阶梯式医生团队，提供了稳定的基础，如该科室副主任白及在科室工作 20 年，从住院医生到副主任医师，在管理病人和科室上都积累了大量经验，逐渐可以独当一面。2017 年岐黄医院筹备成立新科室时，将白及定为科主任人选，到上级医院考察学习了一年，回来后由其组建新科室。

技术相对单纯的科室则愿意要没有编制的职工。因为在编职工用人成本相对合同制职工更高，而且积极性、主动性欠缺，非在编职工却成本低、积极性高，对科室整体利益更好。

（3）中青年职工与中老年职工。以年龄段分 70 后之后的中青年职工和 70 后之前的中老年职工。青年职工对于编制的认知主要集中在对婚恋的影响上。在问卷调查中，100% 的青年职工认为有编制是父母较为看重的择偶条件。行政工作人员半夏说，她的一个女同学去年相亲，对方并没有看上这个女同学，随后也失去联系，但是去年年底这个女同学考上编制成为一所小学的老师，对方开始回心转意主动联系。半夏和同为 90 后的同事玉竹都是从企业考到岐黄医院的合同制职工，她们认为虽然自己是合同制，但是公立医院是事业单位性质，和企业不同。虽然现在工资和以前差不多，但是每个月有奖金，更为重要的是"说出去好听"。很多人为了图这个"好听"，不管多少钱都会在医院工作，别人一听是在医院工作，都会说工作不错、好单位！这样家长也有面子，找对象也好找。有编制的青年职工也自然会将编制作为择偶的条件之一，在岐黄医院有编制的青年职工的另一半都是事业单位或公务员身份。

已经成家年纪稍长的职工对编制的认知集中在提拔和保障上。岐黄医院院长地龙的司机黄连是从另一个事业单位工作 6 年后调入岐黄医院的，他调动的原因是上一个单位是行政事业单位，他属于合同制职工，没有五险一金，只发固定工资。在年纪稍长、孩子长大的情况下，黄连觉得心里越来越没底，从长远考虑他认为还不如扫大街的阿姨们，因为她们都有五险一金，遂找关系调入岐黄医院。调到岐黄医院 3 年后，单位就为其上了各种保险，每个月还有奖金，虽然工资没有在编职工多，但他很满意。

（三）公立医院取消编制难原因探析

新医改后，提出要改变政府与公立医院的关系，取消公立医院的事业编制，但实施过程中屡遭困境。综上，需从内源性刚需和外源性不足两个层面寻找公立医院难以取消编制的原因。

1. 公立医院的内源性刚需

卫生技术人员职业成长的内在需求。卫生技术人员职业成长周期较长，最能代表专业技术人员水平的是其技术职称，通过卫生技术人员的技术职称上升年限，可以对其职业成长历时长短有个大概的了解。据《卫生技术人员职务试行条例》和《关于〈卫生技术人员职务实行条例〉的实施意见》第四章第九条规定，主治（主管）医（药、护、技）师的任职条件，大学毕业或取得学士学位，从事医药（护、技）师工作 4 年以上；研究生学历者，从事医（药、护、技）工作 3 年左右，博士研究生可当年考取；本科和硕士学历者在上副高级和正高级职称的年限规定上都以 5 年为起点（见表 4.2）。也就是说，一个本科毕业的医学生，即使每次职称考试都能顺利通过，每次聘任都恰好有名额，那么其从一个住院医生到主任医师，需要经历 14 年的历练。虽然现在三级医院医生学历普遍硕士化，但如上所述，硕士成长为主任医师，也至少需要 13 年时间，即便是博士也需要 7 年时间。

上文所提到的副主任白及为岐黄医院成长起来较为优秀的临床医生，其从本科毕业入职到被聘为副高级职称经历了 16 年时间。岐黄医院人事科原科长附子做了一个形象的比喻："卫生技术人员不是销售人员，销售人员成才周期很短，跟上两个项目学会技巧就能独立工作了；医生需要不断训练，需要跟着上级医师从最基础的病开始学习医疗技术，这期间都无法单独执业，一般学习周期超过 20 年，才能独立处理病人。"

表 4.2　公立医院医、护、药、技人员职称成长年限

起点学历	主治医师	副主任医师	主任医师
本科	4	5	5
硕士研究生	3	5	5
博士研究生	0	2	5

数据来源：笔者根据《卫生技术人员职务试行条例》职改办 [1986]20 号文件整理

卫生技术人员的职业成长不仅在时间上非常漫长，而且需要稳定的、成熟的平台来保障，编制恰恰能满足他们的这一要求。公立医院因为编制凝聚着稳定的团队，稳定的上级带教医生，稳定的基础病人，卫生技术人员在漫长的中间成长环节中，一直处于稳定、安全、循序渐进学习和实践的状态，对其发展是必要的、有利的。同时，他们的个人职业规划也将与医院的发展目标捆绑在一起，达到共同生存、共同发展的状态。如果取消编制，各个层级的医疗技术人员流动性增大，队伍不稳定，医院将无法投入培养中间层级的卫生技术人员，个人发展与医院不能结合在一起，公立医院内部管理将面临挑战。

单位制社会利益整合机制的固化。单位制本质作用仍然稳固，拥有事业单位编制的公立医院其性质仍然是单位制，作为单位的公立医院虽然在功能上与传统单位有了一定变化，如传统单位制有连接作用：通过组织上达诉求；协调作用：负责单位内部或者单位之间纠纷的处理；应责作用：对单位内成员的各种需求有应责的责任；代表作用：代表单位全体成员，争取政策和权益；庇护作用：对单位成员有庇佑的责任。这些单位制功能在公立医院市场化之后有所改变，甚至有些功能渐渐退化，比如应责作用

和庇护作用，个人与单位不再是有求必应的关系，庇护作用也几乎不存在。现代公立医院中明显以个人技术能力凸显为特征。换句话说，个人与单位的关系由依附转化为借用，但单位制最为本质的作用——与中心组织（政府）的通道畅通，以及对社会利益的整合，依然十分稳固。单位制的公立医院隶属于中心组织，执行中心组织的规定。同时，拥有获得中心组织提供利益的特权。

这也就解释了针对非在编职工编制认知的问卷中出现收入满意度和主动离职率两个负相关指标同时极低的现象，原因就在于在单位制中编制所产生的激励稳定效应。编制产生的激励稳定效应是指在有编制的事业单位中，虽然存在一部分合同制职工，但是因为单位性质是有编制的事业单位，因此单位整体处于稳定状态，执行政府政策，政府负责兜底，不会大面积裁员，收入待遇会参照在编职工发放，并保持稳定的水平。单位制的这一本质也缓和着非在编职工的不满与单位制稳定性之间存在的张力。如81.88%的非在编职工介意与在编职工的收入差距，74.38%的人认为没有编制给他们的晋升和职业规划造成影响，但是以上这些人当中76.25%的人认为即使是这样，公立医院工作稳定，并不愿意离开。另一项数据也对此做出了补充说明，岐黄医院中55%的非在编职工是因为父母的意愿来医院工作的，个人意愿的占45%，也从中看出有单位制经验的父母，对子女工作的选择仍然倾向于继续留在单位中。

岐黄医院分管业务的院长对取消编制后职工工资的预期，从反面也充分印证了这一点，他说："如果取消编制，全员的工资都会降下来，为什么呢？因为我们没有必要继续按照政府的标准发放工资并且为职工缴纳养老、医疗等保险。现在按照事业单位要求医院交得多，比如医疗保险医院为职工缴纳的部分是20%，职工缴纳部分是8%，这基本上就是3倍。如果没有编制限制我们就全部拉低以最低水平缴纳，降低医院的用人成本，只有确有专长的医生才能享受更多的待遇。也就是说，去掉编制后应该是在编职工和合同制职工现在的工资水平差不多，因为政府也不给我们补助了，我们也不会参照那个标准来了。"公立医院依靠行政组织来传递利益和解决问题,看上去和个人的生活并无太大瓜葛,实际上对社会利益的代表、传递、平衡作用仍然十分强大。

与此同时,市场组织存在明显劣势。市场组织不同于单位组织,市场组织在责任和使命方面,并不承担政府代理的功能,也没有连接政府和自身之间的通道,与政府没有隶属关系,只能依靠竞争去获取所有资源。在访谈中笔者发现,对这一点体会最为深刻的是有企业工作经验又进入医院的非在编职工。虽然在两种性质的单位中,这类人员都是合同制身份,但是待遇和生活境遇完全不同。例如职工霞姐的女儿是编导专业的大学生,毕业后曾在大型策划公司工作,虽然专业对口,但为合同制,绩效考核严格,有活儿干才有收入,没有活儿就发不了钱,她女儿曾因好几个月拉不到广告,没有片子拍,只能靠父母生活。因霞姐和爱人都是医疗系统的老职工,他们了解其中的稳定,就托关系把女儿安排到一家公立医院的宣传科,可以做一点和编导相关的工作,又能保证高收入、稳定收入,全家对这份工作都非常满意。虽然霞姐私下说进医院太难了,费了好大劲,不过进来就省心了,没有了后顾之忧。其女儿也很快找到了心仪的男友,步入婚姻。

与单位制有本质区别的市场组织社会整合机制,无法挑战有深厚单位制传统的公立医院。公立医院的意愿更趋向于通过行政组织以正式的政治关联方式与政府组织建立通道,享受公共资源的分配权力。因为很显然,单位制外的就业者和组织,虽然在数量上已经远远超过单位制,但其在组织身份上仍属于弱势,并没有合理的机制帮助这些个人和组织建立起与国家或政府组织的通路,其待遇程度、稳定性、合法性与单位制无可比拟。在笔者的调查中,超过50%的职工认为当地就业很难,并且70.63%的职工同时认为离开公立医院,很难在当地找到更为稳定的就业组织。

内部两种身份职工之间相对认同。在公立医院中,非在编职工虽然在工资、待遇和晋升上与在编职工有差别,但两种身份的职工相对认同,能互相协同工作。

对进入方式差别化的认同:在编职工通过事业单位公开招考进入公立医院,而非在编职工通过公立医院自主招聘考试进入,显然事业单位公考比公立医院自主考试更具有合法性，竞争更激烈，报考门槛也更高。非在编职工与在编职工以公考这一进入方式较为公平地划分区间，成为两种不同身份的人彼此相对认同的根基。正如岐黄医院团委书记所言："别听他们（非在编职工）抱怨工资不高，其实他们心里清楚得很，他们没有编制那是因为考不进来，编制这事儿是公平的，要不然他们早闹起来了。"

治理基本参照体系的权威性认同：非在编职工和在编职工在公立医院中都以事业单位职工相关规定给予工资、福利等，虽然非在编职工的待遇稍低于在编职工，但是毕竟身处事业单位中，其待遇是参照在编职工，这些标准有政府规定，具有权威性。在公务员、事业单位成为当下就业热门的情况下，公立医院尤其以稳定、体面、收入高居于好单位之列，而在其他就业门路相对较窄的情况下，进入本身已经算就业成功，因此非在编职工的职业满意度相对较高。

待遇的公立医院层面认同：在规定的工资和福利待遇方面，非在编职工与在编职工有着严格的差别，但是各个科室中两种身份人员享受着相同的奖金待遇。由于工资、福利是政府规定的，公立医院无权决定，并且在医院收入有限的前提下，无法实现同工同酬，非在编职工能够表示理解医院的难处，而奖金完全是由公立医院自主控制的，奖金待遇一视同仁，非在编职工认为是公立医院在有限的能力和权限内的公平体现，对公立医院在理解基础上表示的认同，提高了非在编职工的满足感和归属感。

对编制中懒人的相对包容：编制带来了稳定性，同时也衍生出惰性。在与非在编职工的访谈中，非常突出的一点是，他们认为在编的很多人领着高工资不干活，非编制职工却埋头苦干，这不公平。同时，非在编职工也十分向往稳定的编制氛围，也希望在年纪大了之后可以清闲一点，但是收入不能减少。岐黄医院的人事科科长丹皮表示，非在编职工的合同签署两轮之后（一轮为3年），医院会与其签署长期用工合同，解决非在编职工的不安全感。这些措施的不断推进，包容着组织中非在编职工对在编职工的怨言。

对非编制职工中业务水平差者的相对忽略：非在编职工中，因考录环节的自主性，存在一些业务水平差的人员，但是这些人员只在护理或辅助岗位，重复性工作机会大于创造性工作机会，因此相对给予他们宽容，只寄望其通过训练达到熟练程度即可，因为医院通过事业单位公考和人才引进达到保根本的目的，合同制职工的招聘只是补充性、策略性和辅助性的。

2. 脱离编制的外源性政策体系尚未形成

现阶段各公立医院并没有形成不依附编制的工资发放标准，因此取消编制，将意味着工资发放需要重新设计一套制度体系，而打破旧的体系并形成完整的新体系并非易事，这与新制度主义的观点契合。功能主义者认为，结构是为履行特定功能而存在的，因此就推论称制度环境变化了，制度就会随之变化。显然，功能主义者着眼于结构对制度变化的影响，新制度主义者则不同，他们认为即使环境发生了改变，制度本身仍然具有持续性，这一持续性还会不断自我修正以适应新的环境结构。在这里新制度主义者关注的是制度的"时间"和"历史"，即他们认为过去的选择对现在和未来发展路径有着制约作用。相应地，现在和将来的制度选择也对过去有着依赖。因此他们认为不能将现有的制度结构仅仅看作是"过去的""遗留的"，而是要看到这些制度结构对历史发展产生的影响，这就是新制度主义者所提出的路径依赖。

在此理论框架下，可得出以下观点：首先，对现有以编制为核心的公立医院治理体系不应全盘否定。尤其要否定那些谈编制色变的极端理论倾向，这些观点认为编制已经与现有的公立医院结构完全不能相容，编制成为束缚公立医院发展的主要障碍。这些观点夸大了编制的弊端，是功能主义泛滥的表现。其次，要肯定编制制度的历史性，最大限度汲取编制制度管理中的有效功能，并在此基础上完成新制度的建立。最后，要肯定旧制度和新制度之间的交融性替代。在新制度主义理论指导下，可知全盘否定与全面新建都是错误和代价巨大的，也是不可能的，新的制度永远会依赖旧制度的历史选择，这是无法绕开的事实。因此在方法论上指导我们在建立新的制度时，应是缓和与兼容并蓄的过程，而要避免摧枯拉朽式的毁灭后的重建。

二、行政隶属：公立医院外部支持、监管的双通路

公立医院是政府的事业单位，政府办医是政府对公立医院的主导方针。政府主办首先体现在政府投入，其次是对人员的准入控制，最后是政府的监督管理。虽然政府投入力度在公立医院的各建设、发展阶段不尽相同，但是政府投入一直以来都是公立医院竞相争取的最为重要的外部支持。

（一）大型建设项目的政府投入

在政府的投入中，以大型建设项目投入最多，公立医院获益最大，因此争取政府投入是各家公立医院竞争的焦点。同时，考证大型项目的投入，也最能看出政府投入对公立医院的改变。岳经纶（2016）指出公立医院事实上掌握着公有资产的所有权和使用权，因此在国内生产总值时代产生了很多公立医院跨越式发展的例子。

岐黄医院曾两次获得过政府大型建设项目的投资，第一次是全国性的建设项目。"八五"期间国家决定与地方政府联合在全国建设一批示范医院，建设目的是建成一批特色突出、临床疗效显著、人才队伍合理、医院功能健全、管理水平高、医德医风好、名副其实的先进示范医院，为全国提供模式和经验，起到带动作用。岐黄医院争取到了这次项目。第二次是"十一五"国家重点医院建设项目。以这两次政府投入为例，笔者考察了公立医院的具体变化。

据岐黄医院院史记载，建院时资产情况如下：

60余间晴天透光、雨天漏雨，20世纪50年代的砖木结构医疗用房，30余张缺边短腿、缝开板裂的病床；几把锈迹斑斑的刀剪镊子，一部老掉牙跑油漏气的100毫安X光机；一台已经报废不能再用的显微镜，多数霉烂变质、过期失效、价值3000元的药品；除院长以外，没有一名中级职称的60余名卫生技术人员，医院固定资产总值不足20万元。

进入90年代后，医院基本状况有所改观，但是房屋仍旧破损，设备略有添置但仍不足。到1991年底，全院固定资产尚不足百万元，其中设备总值仅20万元，业务收入也就60万元。

1992 年 9 月由久安市政府、省卫生厅、国家卫生主管部门三方签署了相关文件。之后国家卫生主管部门投入 80 万元,省财政投入 200 万元,市政府拨款 220 万元,岐黄医院共接受 500 万元政府投入,充分利用这些资金,经历 4 年创建工作,完成 450 万元基建任务,彻底改变了医院的面貌;增置了胃镜、半自动生化分析仪、心电监护仪、洗胃机、呼吸机等现代化高精尖诊疗设备。1997 年业务收入突破 500 万元。1999 年固定资产达到 800 万元,医疗设备总值 300 万元。

2011 年 10 月新住院大楼正式投入使用,建筑面积 16800 平方米。其中,国家投入 1000 万元,市财政投入 2480 万元,医院自身投入 1000 万元。新住院楼的投入使用,极大地改善了患者的就医环境。在 11 层设远程教育及会诊室、手术室和特需病房,为医院现代化信息建设、临床诊疗水平、服务水平提高提供了强大保障。固定资产达到 4786 万元,医疗设备总值 3687 万元,业务收入突破 4000 万元。同年,创建三级甲等医院成功。

比较岐黄医院建院初期与现在的资产状况可知,在得到政府大量投入之后,固定资产达到建院时期的 239 倍,医疗设备总值达到建院时的 368 倍。两次政府的大力投入,都在医院的主要基建项目上,第一次政府投入岐黄医院建成了第一栋门诊楼和第一栋住院楼,第二次政府投入岐黄医院建成了 19 层住院大楼,完成了从一个破败不堪的小医院到一个现代化大型综合性医院的转变。同时,政府的两次投入让岐黄医院基础设施和硬件条件极大改善,病床数量、学科数量、人员数量和服务环境的极大提升促使其顺利通过了国家二级甲等医院和三级甲等医院的评审,一跃跻身为大型综合性医院,在当地具有了知名度。公立医院等级评审通过后,开展项目和收费标准都会相应提高,为其医疗服务的市场创收奠定基础。

表 4.3　岐黄医院各年份节点基础设施等比较

时间	固定资产（万元）	医疗用房（平方米）	床位数（张）	人员（个）	设备总量（万元）	业务收入（万元）	国家投资（万元）
1979 年	20		60	70	6	15.348018	0
1984 年	60		100	70	10	19.355199	
1991 年	100		150		20	60	0
1999 年	800		200	200	360	500	477
2012 年	4786	32716	420	443	3687	4058	1000

数据来源：笔者调研数据，2017 年 7 月

　　政府的大型建设项目投入是公立医院发展至关重要的基础。在岐黄医院建院 30 周年征文大赛中，办公室原主任远志的一篇《三进京》征文，再现了当时该院争取建设项目的艰难和决心。为争取到这个项目，他们曾 27 次到省城，3 次进北京，寻找相关部门的相关领导，最终拿到项目。

　　1991 年 10 月医院突然接到省卫生厅的电话，要求派人马上进京，说有机会帮我联系北京的领导。我马上出发，匆匆登上开往北京的大巴，因车上已经满员，我就在过道的小马扎上坐了一宿。这次进京收获太大了，我们详细询问了创建工作的各个细节，了解到给我们省的指标只有一个，但是还有另一家市级医院也在争取，省卫生厅领导也为我们分析了优势和劣势，为创建工作理清脉络。等领导开会的那天，我们不敢吃饭、不敢喝水，一刻也不敢离开，一个人守住会场的前门，一个人守住会场的后门。功夫不负有心人，守了五个多小时，终于看到领导出来，给我们签了字，并鼓励我们抓紧时间搞好创建工作。

　　在对远志的访谈中，笔者问及为什么这么辛苦也要去争取政府项目，他直言不讳："因为拿下了，政府就会拨款啊！"这段描述侧面印证了公立医院对国家投入的迫切渴求，以及政府投入对公立医院的巨大效用预期。

　　除此之外，公立医院购买大型设备时，也会按照程序向政府打报告，公立医院会分两步走向政府提出申请。年初医院上报预算时，会在请示中写清楚当年的设备预算需求；到年中是计划采购，有详细的采购项目和数量即价格。如果财政拨款，则由政府出钱买；如果财政不拨款，医院就自主进行招标自行购买，不再通过政府。虽然政府的专项拨款不是年年有，但是公立医院会年年申请。

　　岐黄医院 2017 年院报告字 40 号文件是《关于使用医疗设备购买资金的请示》，在请示中表明要购买的设备名称：全数字化彩色多普勒超声诊断仪、数字 X 线摄影设备、肿瘤诊断治疗设备、妇科诊断治疗设备。同时，备注预计购买的市场价格，如上述仪器的价格是 1200 万元。年中在院报告字 66 号文件中，到了需要采购的时间，更名为《关于解决医疗设备购买资金的请示》，其设备需求也发生变化，除上述仪器外，加了一项 128 排 X 线电子计算机断层设备，同时总价格变更为 2300 万元。申请理由为医院基础薄弱，无力自筹，恳请市财政大力支持帮助解决设备购买资金，并以附录的形式详细注明每个设备的数量、名称和金额。

　　经过这一申请程序，市财政会根据当年财政情况全部拨款、部分拨款或者不拨款。如上所述经过申请，岐黄医院当年得到政府专项拨款 1000 万元，医院自身解决了一部分资金购买了以上设备。据岐黄医院影像科主任茯苓说："大型检查设备都是政府投资多，靠医院自己买不起。"

（二）特殊项目的政府支持

　　政府支持不仅限于公立医院的大型基建项目，也会在公立医院的额外、特殊需求上给予投入。

　　首先，抓住政策机遇。2010 年久安市委、市政府提出"招才引智、高端人才助力跨越发展"的政策，大力支持各种形式的高端人才引进，主要群体是创收型企业，政府期望高端人才的进入可以给企业带去创新项目和先进理念，从而达到增收增效的目的。岐黄医院在其中看到了高端人才带动的学科发展和提升病人数量的机会，遂向久安市组织部人才办提出引进高端人才的申请。经过不断与市委协商，最终久安市委批准了岐黄医院的申请。其次，取得政府的协同支持。在与高端人才团队方面取得联系后，岐黄医院开始积极争取政府的出面协同邀请。久安市委组织部、人社局、科技局等多个部门多次协同岐黄医院一同前往，共同进行沟通和协商，最终达成高端人才引进的各项协议。最后，获得财政 50 万元专项拨款。这些财政投入极大地减轻了医院引进高端人才的经济压力，成为"政府搭台，医院唱戏"的典型模式。

在撬动政府资源的同时，岐黄医院利用高端人才团队积极拓展当地医疗市场份额，做大做强相关学科，并与高端人才团队签订协议，盘活医院现有中青年人才，选派优秀的中青年医师到院士所在医院和科室进行培训、学习，形成良性的循环和考核机制。几轮学习和培训过后，岐黄医院培养出了自身业务素质过硬的学科带头人及团队，学科不断发展壮大。依靠请进来和走出去的办法，提高学科建设水平后，岐黄医院垄断了久安市 60%的相关患者诊疗，效益实现了逐年提升。

撬动政府资源，谋求经济利益。岐黄医院的两次大型基建项目政府投入和高端人才引进是公立医院两种资源通吃的典型案例。公立医院的双重属性，令其具备了两种资源通吃的能力：一方面作为事业单位，公立医院与政府有行政隶属关系，通过申报、审批流程可以获得政府财政划拨的专项投资，如大型基建、设备购买和专科建设等项目，而政府的投入是公立医院通过市场手段获得更多收益的基础；另一方面作为差额事业单位，公立医院又可以通过服务获得收益，因此能和企业一样争取政府计划内的项目。公立医院的双重属性给予其独有的享用政府资源又可面向市场营利的权力，因此大多数公立医院（仍有发展空间的公立医院）不愿主动放弃行政隶属关系，会积极寻求政府的投入。

（三）处长—院长的权力张力

在公立医院的去行政化过程中，众多学者讨论院长的技术职务与行政职务一肩挑的问题，顾昕等市场派学者旗帜鲜明地提出，以法人治理代替现阶段的行政隶属关系,意即给院长以更大的自主权,包括用人权、运营权、财务权等权力。换句话说，他们认为行政管制束缚了院长的自主经营权，从而阻碍了公立医院的自身发展。然而事实真的如此吗？在实际调研中，笔者发现并非如此，行政管制不仅没有对院长造成管理上的障碍，还成为约束其过度营利的利器。

1. 行政职务的弱效用

行政职务对公立医院院长是无用的。在韦伯的科层制描述中，行政职务的级别高低序列是科层制的显性特点，公立医院院长也被赋予了这样的级别，例如在地市级医院中，院长是正处级干部；在县级公立医院中，院长为科级职数。虽然同为处级、科级干部，但是公立医院院长与其他同级别行政干部所赋予的行政权力、工资待遇等完全不同。

公立医院院长的任用。专业技术干部非同一般同级别的行政干部，因其需要管理专业技术团队，因此政府人事相关部门对院长的任命，一般都会考虑其专业技术背景和职业背景。岐黄医院从建院至今的6位院长中，5位具有高级专业技术职称，只有1位为非医疗专业技术人员，但是有卫校、医药公司工作背景，并有医学教育背景，并非纯粹的非专业干部。

笔者在对县级公立医院华佗医院调研时，该院新住院大楼正在建设当中，就该大楼的建设、施工和内部装修，医院职工表达了对专业技术院长的认可。华佗医院院长为临床科室主任出身，有技术职称，在医院工作近30年。

> 王院长作为技术型院长，目光就是很长远。建设这个住院大楼，院长向县里提出要20年不落伍，要直接向三甲医院的建设标准看齐。因为当时政府只给批了1400万，这些钱只够翻新旧楼，或者盖一个像旧楼一样规模的住院楼。王院长和全院职工说，勒紧裤腰带，我们自己来凑钱，要盖像样的，20年不落伍的楼，现在这个楼谁来检查、验收都挑大拇指。一些三甲医院院长过来参观，看了都说这很了不起，他们认为房间设置很合理，因为你知道吗，其实现在很多医院盖起来楼以后，里面设计就不合理，临床进去后不能用。上次有几个医院的院长来了之后，看到我们的

新住院楼说，一看就是内行干的，不是外行，里面的设置是符合医院用房的规律的。

——摘自笔者调研笔记华佗医院张副院长的访谈录

任用需要一定的医学专业背景，是组织部门对公立医院院长任命中必须考虑的重要指标，甚至是一票否决的核心指标，因此与其他行政干部的提拔任用相比有特殊性和例外性，这就显得其行政职务并没有那么突出的、单纯的行政属性。

公立医院院长的待遇。因公立医院院长有职务和职称，其工资待遇也存在两条路径：一是执行职称工资，二是执行职务工资，而这两种路径的工资待遇差别很大。

表 4.4 管理岗与技术岗核定绩效工资总量标准

管理岗位	核定绩效工资	技术岗位	核定绩效工资
处级正职	2585	正高级	2725
处级副职	2215	副高级	2200
科级正职	1975	中级	2025

数据来源：笔者调研，2017 年 11 月

据表 4.4 所示，如果是县级公立医院院长，为科级正职，其核定绩效工资为 1975 元／月，低于中级、副高级、正高级职称工资；如果是地市级公立医院院长，其为处级正职，其核定绩效工资为 2585 元／月，低于正高级核定绩效工资。县级公立医院院长一般为中级以上职称，地市级公立医院院长一般都为正高级职称，因此公立医院院长的待遇并非和行政级别挂钩，而采用就高不就低的原则，只是与其职称挂钩。政府也未对此例外情况做出相应的补偿，只是在院内绩效制定方案中，对院长有管理绩效的奖励。

在笔者对公立医院院长的访谈中，大多数院长对处长这种身份的认同度、感知度并不高。如久安市仲景医院院长所言："处长对我们来说，算不了什么，每次市里开大会，院长才会去。院长这种处长呢，是坐在最后一排的处长，也没有什么决策权、发言权，就只是听，听要求我们配合干什

么，我们就干什么，没有什么特殊的感触。"县级公立医院院长对行政级别有些敬畏，但也只是表示："我们是公立医院，所有的事情都要在县委、县政府领导下去做。比如现在县里重视扶贫，我们就配合做好贫困户的看病、减免医疗费等工作，虽然政府对我们的规定有些不切合医院实际情况，比如对贫困户免收挂号费，但我们必须执行政府的决定。"

相比较其他岗位的行政干部，公立医院院长在任命和待遇上对技术职称有着额外的要求，而这一要求甚至成为压倒行政性的考量，因此对公立医院院长来说，处长这一职务赋予他们的行政权力并不显著，只是在技术职称的依赖之外，多加了管理医院的职能。

2. 行政职务的强约束

院长行政职务的任命虽然依附于其医疗技术职称和技术背景，但是行政职务对院长履职的约束却非常明显。

上级行政主管部门的考核与问责。作为政府统一任命的干部，公立医院院长要接受上级组织部门的考核。如岐黄医院院长和副院长每年都要接受久安市委组织部对处级干部进行的市管干部年度考核。考核内容为年度目标任务完成情况、领导班子运行情况和领导干部综合表现情况，全院中层干部参加，以无记名投票形式打分。公立医院院长十分重视组织部门的考核，因为一旦不合格将会被组织谈话，甚至被罢免职务。

岐黄医院院长地龙任职期间，考核两年为合格，其余为优秀。他认为考核结果是合理的，两次合格是因为刚到医院，还不熟悉环境，医院工作开展得并不是很好，因此被评为合格。在言及当年的合格考核时，他坦言："当时是有压力的，合格鞭策我加强管理学习，也寻找内部原因，想尽快拿出业绩，因为一旦下一年不合格的话，组织来找谈话，那就不好办了。"之后，他在医院大力推行改革，医院病人数量、收益都有了大幅度的增长，得到了大家的认可。组织部门的考核对院长形成高压，督促其开展工作，做出成效，得到医院职工的认可。

久安市仲景医院院长 2016 年上任，为了提高医院总收入，提高全院职工的工作积极性，2017 年没有按照公立医院年收入增长低于 10% 的标准执行,而是突破增长 15%,被行政主管部门约谈,做了口头和书面的双重检查,并写了保证书。事后该院长表示:"如果仅是约谈我可以硬着头皮去承担,但是要有行政处罚,比如留党察看等,我肯定就不敢这么干了。"

纪检等行政部门对院长的无形约束。作为行政隶属单位,党委纪检对公立医院形成的无形约束是巨大的,有效地制约了公立医院院长的权力。在形成决策时促使其经过民主程序,在做出不合理的决策时忌惮举报。对院长权力的行使形成全过程约束。

2017 年笔者在调研时,岐黄医院正接受纪检委的调查。因调查相对比较秘密,具体情况较为隐秘,无法全面了解,但是调查主题集中于干部任用和院长出国访学两件事上。纪检部门对岐黄医院违规提拔非在编职工的行为,进行了详细的调查,对该院领导班子、人事、办公室、党委等各个行政职能科室和临床科室群众代表都进行了详细的调查谈话,并以此为由深入调查了近年来岐黄医院提拔任用干部的程序、名单和详细的会议记录。调查持续了一个多月,岐黄医院也就此对干部任命做出了大规模的整改。在此期间,岐黄医院提交了《关于 2015 年 9 月以后提拔的所有中层干部情况说明》《2015 年 9 月以来科室间人员调整的情况说明》,并在整改后制定了严格的《岐黄医院中层干部选拔任用管理办法》。

倒逼形成民主决策机制。举报压力倒逼形成了民主决策机制,限制了一把手的权力边界。岐黄医院从 2017 年开始严格执行职工代表大会制度,医院重大事项都要提请职工代表大会决议。具体程序是:岐黄医院院务会提出决议,提请职代会,职代会将审议决定发给职工代表,分组讨论,通过汇总形成最终决议,也可以是集中在一起全体决议。岐黄医院现在都是集体决策,谁也不敢单独决策,他们认为有人举报了就是麻烦。笔者调研期间,岐黄医院进行了医院外墙的粉刷,职工说这都是上了职工代表大会才决定的,大家投票决定,办职工想办的事,而不仅仅是办领导想办的事,医院才能发展起来。

对抗医疗服务谋利风险。行政约束力不仅对医院内部的违规行为和"三重一大事务"起到了应有的效用,更为主要的是行政力量对公立医院的医疗价格上涨起到了规范作用。医疗市场的发展远远快于行政部门的制约，医疗市场的发展潜藏着医疗价格上涨的风险，这种价格上涨不同于医疗技术水平的提高产生的价格上浮，而是由于市场经营手段不同而导致的垄断性医疗价格上涨，故非常隐蔽但风险极大，而市场具有趋利性，无法通过自身调节这些行为，只会愈演愈烈。因此市场发展所带来的风险，也需要行政不断地去规约和限制。

在医疗市场上医疗设备的投放、租赁行为即属于因设备垄断而涨价的范畴。医疗设备公司所鼓吹的投放行为，即将医疗检查、检验设备免费投放到医院，但是该设备必须用该公司匹配的试剂或者其他耗材才能工作，医疗设备企业只赚取试剂和耗材的利润，但事实上这种行为极易形成价格垄断。一旦签订协议，在一定时间段内很难置换这些设备，试剂和耗材的价格却牢牢控制在供应商手中，检查、检验费的上涨将自不待言。

公立医院通过租赁而非购买的方式引进检查设备（一般是大型昂贵的检查仪器），设备所属公司只交给公立医院一定的租赁费，而单独进行工作和核算。因租赁的性质，公立医院不负责人员的培训和学习，而企业为了营利也很少对人员进行再培训和提升，诊断能力存疑；企业为了追求利益最大化，极易进行商业贿赂，如对门诊医生给予开单提成的奖励等。岐黄医院曾以租赁形式引进过一台 MR（核磁共振），该设备负责人不仅对院内门诊医生进行开单提成 50 元的奖励，并且对乡村医生、社区门诊医生转送上来的病人也都给予相应提成。因与岐黄医院只是租赁关系，岐黄医院也无法进行行政处罚，而 MR 检查的价格规范与质量水平难以控制。

这些因医疗市场发育不健全带来的违规行为，现阶段都被政府严令禁止，在对公立医院的审计中会严格核查这些项目，对公立医院形成了强约束。在院长座谈会上，公立医院院长提出："如果政府不进行干预，这种情况应该极易在公立医院扩散，因为设备成本占公立医院成本的比重较大，设备折旧也很高，一般超三甲公立医院的设备折旧是 1 年，普通三级医院的设备折旧要 5—6 年，因此投放和租赁是合理降低成本的有效方法，市场的方法解决了这些成本，自然要用市场的方法获取利润，检查价格肯定会趋高，但这对医院营利肯定是很好的方法。如果国家不控制，公立医院应该都会选择这种做法，因为现在私立医院都是这么干，成本控制上就很有优势了，利润很高。"

三、历史比照：公立医院行政脱域后的治理格局

"脱域"一词来源于吉登斯（2014）的《现代性的后果》一书，是指本来互动的社会关系从被重构的关联中脱离出来。在本书中，脱域指公立医院从政府的行政管制中脱离出来。事实上，去行政化的支持者们对政府的行政管制非常排斥，认为行政管制是公立医院市场化治理出现问题的罪魁祸首，他们一直支持公立医院从行政化的管制中脱离出来，即去行政化。在我国公立医院市场化改革之初，事实上，曾经历过去行政化的阶段。20世纪80年代末90年代初，市场经济迅速渗透到各个行业和领域，政府在这一时期放松了对公立医院的行政管制，继而采用市场化的政策工具治理公立医院，如采取以副补主、以工助医、允许医务人员兼职等一系列政策措施。这些典型办法的市场化治理，其结果是引发了公立医院医疗服务的各种乱象，这些乱象产生的恶果，在公立医院相关的各个层面以各种形式表现出来。

（一）行政脱域后的特殊政策

1. 自收自支编制的产生

这一时期出现了一个特殊的政策现象——自收自支编制。自收自支顾名思义为事业单位自己招聘人员，自己负担开支，是现有合同制的一个变种。自收自支是政府为公立医院编制撕开的一个豁口，该编制类型表面上具有事业编制的属性——由政府批准下发到事业单位，而实质上并不具备事业编制的内涵——自收自支职工不享受政府的任何福利和待遇，与其名称极为相符，即要求公立医院的自收自支人员自行解决待遇，政府只是要求事业单位对在编人员和自收自支人员一视同仁，同等待遇，并无任何实质性补偿。

公立医院自收自支政策的出台既有内生原因，也有外部影响：首先，

是外部市场化改革的影响。席卷全国的市场化浪潮，无疑成为自收自支政策出台的大背景，市场化不仅对企业、事业单位产生了影响，也理所当然地渗透进政府部门，掌握在政府手中的编制权力成为有利资源，而自收自支这一特殊的编制政策不仅没有统一的进入标准，还能获得与编制内职工同等的待遇条件，成为很多人钻空子的好机会。其次，是内部公立医院治理的市场化转变。这一时期公立医院广泛开展第三产业，成立服务公司，这些开办在事业单位内部的企业，既有了需要大量职工的条件，也需要为这些职工寻求介于两种性质之间的职业身份，这为自收自支政策的出台创造了内生需求。因此在市场化的外部推动和内部需求的双重挤压下，自收自支政策应时而生。豁然打开的编制的另一条通道，迅速吸引了众多达不到进编标准的医护人员，尤以护理人员为主。

岐黄医院在 20 世纪 90 年代以服务公司名义成立保健中心，需要大量职工。岐黄医院利用政府对公立医院举办服务公司的政策支持，进而展开与久安市政府编制办公室关于新进人员编制身份的协商，最终产生了这种新的编制类型——自收自支。

2. 自收自支编制商品化的运作过程

首先，政府并不需要负担自收自支编制人员的任何费用，这是自收自支编制脱离上游政府监管的基本条件；其次，政府放开公立医院的市场化管制，允许其办企业，自负盈亏，故公立医院有了自主性收入的空间，这是自收自支编制可以被下游公立医院消化的必要条件；最后，政府虽然不会给予自收自支编制人员实质性支持，但仍给予他们名义上的编制身份，这为自收自支编制的合理性、合法性和规范性提供了依据。在脱离监管、具备购买价值和购买保障的基本条件成熟后，自收自支编制的商品化演变顺理成章进入操作阶段。

按照事业编制的申请程序，岐黄医院通过正式文件向久安市政府人事局编制办公室上报申请 30 个自收自支编制名额，目的是为该院新成立的保健中心聘用职工。编制办公室在接到文件后，经研究讨论，最终为岐黄医院下放了 58 个自收自支编制名额。

在没有进人标准和进人限制条件的情况下，岐黄医院保健中心进了大量关系户。这些人员大多是护理和辅助岗位人员，因达不到进入事业编制的标准而只能选择进入自收自支编制。

因自收自支编制人员数量远远超过了岐黄医院的承载能力，而且按照规定自收自支编制人员享受与在编职工同等甚至更高的待遇，但政府不给任何补贴，这无形之中加大了岐黄医院的负担。2005年全市开启合同制招聘后，原院长已经卸任，岐黄医院开始迅速甩包袱，大量削减自收自支编制人员的待遇，降低到与合同制职工一样的收入水平，这让自收自支编制人员严重不满。其他公立医院也出现了类似的情况，于是自收自支编制人员通过自行联合，围堵久安市委办公大楼请愿，造成舆论危机。事实上，在此之后公立医院再也没有给予自收自支编制人员特殊待遇。随着事业单位编制的招考逐步规范化、常态化，自收自支编制人员也不得不接受现实，安于现状。

3.反思政府在公立医院市场化治理中的角色

政府倡导公立医院走市场化道路，在此过程中政府应是公立医院市场化的主推者和监管者，然而在公立医院市场化探索的初期，政府的政策显然已经脱域。由此可见，市场经济一旦建立，不需要设计和规定，其渗透和弥漫的作用会不断扩散，甚至影响到监管体系和组织部门。

政府在市场经济中的角色，需要法律法规的确定和约束，一旦失控，政府在市场中的角色极有可能发生转向，这对维护市场经济秩序、公立医院的市场化道路都产生了极其不利的影响。政府在市场中的监管失控也说明，市场经济的监管并非易事。试图通过市场自身的规律自然构建起公立医院的治理体系是不现实的或者是代价巨大的，强有力的行政规制应该是规范市场化的出路，政府的自身强化是解决问题的关键。

（二）行政脱域后的公立医院过度市场化

公立医院在以副补主、以工助医的政策激励下，开始初涉市场，企图以非医疗的商业服务来补贴医疗服务的亏空。因无章可循、无标准可依、无任何约束，公立医院出现了五花八门的各种副业，一时间科室承包、服务公司等形式的副业、三产在公立医院内层出不穷，而这些做法的目的只有一个——赚钱，但是脱离监管的公立医院市场化之路，最终并没有达到以副补主的政策预期，反而严重偏离，甚至损害了公立医院的集体利益，成为个人或者小集团攫取利益的工具。

1. 科室承包：失效的"一包就灵"

这一时期科室的承包、出租、出售在公立医院广为流行，泌尿、生殖系统疾病因患者病灶的隐蔽性和发病的隐晦性成为私人承包的热门科室，而这些承包人大多来自莆田系。除此之外，还有眼科、耳鼻喉科等一些治疗单纯性疾病的科室也被承包。岐黄医院的泌尿外科是顺应"一包就灵"的潮流，率先被莆田系承包的科室。当时莆田系与岐黄医院承包的合同是：该科按年向岐黄医院缴纳承包费，承包期满后泌尿外科设备等归岐黄医院所有。

承包后的泌尿外科并没有按照常规流程为患者治疗疾病，而是以自己独特的商业营销策略运营科室：首先，是开发病人。泌尿外科作为承包科室运营有一定的自主性，为谋取利益其责任人将商业营销带入科室，通过各种途径开发病人。最为常见的是商业贿赂，他们以商业贿赂的形式笼络乡镇卫生院、村卫生室，以及各个医院相关的门诊医生为其介绍病人，并按人头支付介绍费。笔者在调查中了解到，介绍费也随着物价在不断增长，2000 年后一度曾涨到患者个人花费的 10%。也就是说，一个患者如果花费 1 万元，中间介绍的医生可以提成 1000 元。巨大的利益驱使泌尿外科与次级医疗机构的医生结成利益链条，源源不断地输送患者，攫取利益。

其次，是自主开药、私收费。为规避医院的成本核算，泌尿外科尽可能采用自主开药、私收费的路径与患者面对面结算。同时，因病灶隐晦、发病隐蔽涉及患者隐私，患者不愿意公开的心理弱点也促成了私收费的顺利进行。在执行中，该科以售卖家传秘方、特效药物等自制药品为主，规避国家定价。其实这类药品主要为抗生素类药物的研磨混合剂，但定价畸高，通常一小盒药就几百、上千元，而静脉滴注、住院的费用更加昂贵。患者不在药房划价，与医院收费系统隔离，岐黄医院难以监管其真实收入，导致成本核算十分困难。因此每年上交的承包费也很难足额兑现，实质上该科室一直在牟取暴利。

最后，是分别对待两种成本。承包科室的固定资产，尤其是设备、仪器按照规定承包期满后归医院所有，因此他们并不购买任何设备，而是以租为主。这也是承包科室的通用法则，固定资产能租就不买，能省就省。这样既可以保证他们的成本极其低廉，相对利润更高，而且为随时撤走做准备。同时，他们对医院的成本是毫不节约的，科室工作人员除了他们自己的两三个管理和技术人员之外，其余都是医院统一招聘进来的职工，由医院负责为他们发放工资，和其他科室职工一样享受医院给予的所有待遇。

极力压缩成本并抬高收益，以过度治疗和过度收费为运营方式的承包科室，给患者带来的不仅是经济上的损失，更为重要的是患者病情的屡屡加重和对医院信任度的降低。在查阅岐黄医院党办 2014 年（这一年魏则西事件发生）患者投诉记录本的记录条目中共五条投诉记录，涉及患者对泌尿外科私收费、高收费、疗效不好的意见。岐黄医院对这五次纠纷都做了调解和处理，但是其党办主任表示，承包科室我们也管不了那么多，毕竟不是自己的科室，患者来投诉我们才知道有私收费的现象，不投诉是不知道的。另外，投诉了我们就一定会处理，要求给病人退费，但是不投诉我们也就不能去管了。在问及患者是否知道该科室是承包科室时，医院表示肯定是不知道的，否则也就不会来院办投诉了。2016 年岐黄医院与泌尿外科正式解除了承包关系，选聘本院医护人员，开始正常运营，而解除合同的原因是患者维权意识提高，该投诉太多，已经严重影响到了正常的医疗秩序。

2. 保健中心：公立医院市场化的迷途

业务科室承包只是公立医院市场化治理的一个路径，成立服务公司是公立医院走进市场的深度探索。服务公司作为公立医院的第三产业，在形式上隶属于公立医院，并由公立医院统一决策，服从于医疗服务这一主体产业，其作用是以服务公司的利润补偿医疗服务的收入不足。在内容上，公立医院服务公司的经营范围没有具体约束和限制，基本上想做什么生意就可以做什么生意，较为保守的会经营洗衣房、后勤保障类的生意，而较为胆大的就会涉及多种产业。在实际运营过程中，服务公司并非按照从属于医疗服务主体产业来定位，二者事实上是分立的：首先，服务公司与公立医院关系的实质仍然是承包性质的，服务公司仅需要按时定额交给与公立医院共同协议的利润，这是其与医疗主体分立的基础；其次，各临床、医技科室与服务公司并没有密切合作的基础和需求，因此也具备了完全脱离医疗服务经营的可能；最后，服务公司在其经营过程中公立医院很少监管和干预，享有较大的自主权，与公立医院原有基础科室设置并行存在，为其剥离辅助医疗服务职能提供了条件。

在形式与实际运作存在极大落差的情形下，公立医院服务公司在商业化的轨道上渐行渐远，在无税收、无成本的基础上，在公立医院的保护伞下，开始了以追逐利润为目的的商业化运作，一位曾经营公立医院服务公司的负责人坦言："我们的服务公司比外面的公司更像公司！"

岐黄医院的服务公司成立于1992年下半年，该院任命了医院里有商业头脑的医生能人——当归为服务公司经理，开启了真正的以副补主的市场化运行之路。

当归上任后为医院做的第一笔生意是，以医院的资产做抵押倒卖钢材，结果导致医院背负大量债务，为医院的运行带来了灾难性的后果，远志在访谈中说："医院当时债务太多了，还都还不完。不说别的，原来我们医院有辆苏联的小车，是院长出行坐的，当时也算是医院的宝贝，偶尔为医院跑个急事才舍得用，结果当归把那辆车都顶账顶出去了，导致医院连辆车也没有。"在医院向当归追责的时候，当归却不以为然并利用其所谓"商业智慧"很好地化解了院领导班子的忧虑，当归在会上打包票说："做生意就是有赔有挣，现在赔了钱不等于以后会赔钱。"他保证还会继续利用自己的资源为医院拉项目、做贸易，一定会为医院做成大生意、赚大钱！除此之外，他也多方私下找领导谈心，化解矛盾。最终医院领导认为初试做生意难免会出错，以放手让年轻人去干为由，继续鼓励当归做经理。此后，当归还以服务公司之名倒卖过挂历、建材、磁带等多种商品。

倒买倒卖仅仅是服务公司进入市场后的小试牛刀，其最为核心的产业是成立于1993年，在久安市名噪一时的保健中心，也就是当归所言"赚大钱"的大生意。建立保健中心是岐黄医院领导班子集体通过的决议，原领导班子成员办公室主任远志回忆说："当时我们都上了会，领导们都同意，大家共同的意见是投入小、收益大，还没有风险，要比干医疗容易挣钱得多。主要还是政策允许。"但当时领导班子的决议仅仅构想了保健中心的一个雏形：针对亚健康人群，提供预防、保健、康复等服务，而在实际运营过程中，保健中心逐步偏离了最初的医疗保健构想，演变成更为商业化的模式。

保健中心就建立在岐黄医院内，所占用房屋是岐黄医院住院楼。原本准备做病房楼用，后专门拨给保健中心使用。在这栋3层楼的建筑内，全部按照商业模式进行装修，丝毫看不出医院的气息。保健中心的职工，以自收自支编制人员为主，仅保留了两三位有资质的医生，作开药浴药方和辅助内服用药的医师。在政府政策允许的大环境下，岐黄医院建立保健中心的行为，被贴上了服务创新的标签。

保健中心是服务公司的第三产业，与岐黄医院是从属关系。在当年的文件中可以看到，保健中心与岐黄医院的收入分配比例协议为：保健中心独立运营，有人事、财务自主权，每个月将收入的40%上交岐黄医院。保健中心一共运营了4年，并未像期望的那样给医院带来了以副补主的收益，反而给医院增加了债务包袱，获益的只是以当归为首的个别领导和职工。随后住院大楼重新装修成为内科住院楼，岐黄医院才得以回归到以医养医的老路子上。

岐黄医院2012年建设新住院大楼项目时，已将曾经的3层小楼夷为平地，至此保健中心似乎永远销声匿迹，然而保健中心给医院造成的影响一直延续至今。

首先，是外部影响。保健中心的运营给岐黄医院外部声誉造成了极大的损伤。不仅知情的住院患者提起岐黄医院都会想起那段历史，甚至会质疑岐黄医院今天的医疗水平，而且群众对岐黄医院的定位在很长一段时间还停留在"那是个洗澡的地方"。院内职工对该事件的反应也折射出其不良的外部影响：大多数老职工谈起这段历史都不愿多提。在调研中，还有职工劝笔者不要多问保健中心的事情，因为这是岐黄医院的家丑，不想让外面的人知道，不会有人愿意多讲。

其次，是内部影响。一是干群关系利益化。拉关系、走后门起初是服务公司独有的方式，但很快这种方式蔓延到全院，形成一种风气，进人、提拔、转岗等都要依赖送礼、托关系才能办成。二是职工价值观扭曲。服务公司经理当归成为成功人士的典范，职工开始普遍认为有钱人比有技术的人更优秀。三是医疗队伍涣散。商业带来的巨大利益冲击着辛苦在临床一线的职工，大家从医的积极性不高，科室团队的凝聚力下降。

至此，公立医院的以副补主在运行过程中演变成了以副夺主，在医院里医生无权、无钱反而成为边缘人，以商业获利的人成为医院的红人，商业化之路让公立医院在市场丛林中彻底迷失。

（三）行政脱域后涣散的医疗队伍

20世纪90年代在市场化大潮的裹挟下，不断有个体户、头脑灵活的人、做买卖的人发财的新闻，这触动了一直在公立医院工作收入不高的医生们。公立医院医生掀起了兼职开诊所、利用自身专业技术赚钱的风潮。1994年受服务公司成立等一系列商业活动的冲击，岐黄医院医疗队伍涣散，医生不再安心于在医院看病，大量医生开始在院外经营自己的诊所，甚至有医生弃医从商，一时间"下海"在岐黄医院成为时髦词。

开私人诊所始于资深医生的带动作用。年资较高的医生大部分有稳定的病人群体，医疗技术口碑也较好，这部分人首先开办了自己的私人诊所。在初始阶段私人诊所的开办比较秘密，为了躲避医院的监督，医生会采取上午上班、下午在自己的诊所坐诊的方式经营诊所，也有的以旷工或者休病假的方式来经营私人诊所。之后，大家互相效仿，甚至有些看病技术一般的大夫也开了诊所，专门卖药。还有的连诊所也没有，就是在自己家里看病。诊所越开越多，医院对医生的管理更加困难，医生们的私人诊所也就都半公开化了。

借用医院资源。一部分医生因名气大、技术高，病人会慕名来求医，这类医生可以脱离医院独立开诊所，但是大部分医生还是需要借用公立医院的资源为个人诊所谋利，借用医院资源不仅仅限于从门诊收揽病人，也利用医院的设备和一次性用品，还有的会借用住院患者多开药进而在诊所私自出售等。他们一般上午在医院门诊接诊预约病人，下午将预约病人带到自家诊所进行治疗。岐黄医院医生所开办的私人诊所中较为有名的是痔科医生的私人诊所，痔科具有手术便捷、设备依赖度不高、诊断难度不高、术后不良转归不高的特点，因此非常适宜医生个人开展手术。痔科医生会在医院门诊收集病人，在诊所一周安排一次手术，一般为7—8个患者集中手术，所用手术器械、辅料等均取自公立医院。

停薪留职的出现。这一时期开始出现一种新的职工离职方式——停薪留职，即公立医院停止发薪酬，但是保留职工的职位，人可以不来上班，但是职工自己需要交自付部分养老等保险。这一制度为职工下海创造了有利条件，一些在外经营诊所或其他生意比较稳定的职工，纷纷办理停薪留职，以获得更多经营自己生意的时间。至于公立医院对停薪留职的态度，岐黄医院原人事科科长介绍，当时医院和医生之间是互相默许的，医生停薪留职离开医院，就不再占用财政拨款，对医院来说是好事，所以医院是支持的。据岐黄医院人事科相关记载，这一阶段职工办理停薪留职的有72人，后来大部分生意失败，又继续回到医院工作。

私人诊所对公立医院的影响。因开办私人诊所，导致大量医生兼职或者离职，严重打乱了医院的正常工作秩序。岐黄医院麻醉科主任说："当时培养了两个麻醉师，但是后来他们都到外面干自己的事去了，导致我就没有办法休息，什么时候上手术都是我去，他们偶尔不忙才会来科里转一圈。学习技术的耐心也没有了，认为卖药比这个来钱快。"职工开始形成公私观念，在市场化没有进入公立医院前，职工会默认以院为家、以院为荣，岐黄医院曾有深厚的艰苦奋斗的文化传统，"一块抹布天天抹，一把扫帚天天扫"曾是岐黄医院一代人凝心聚力、集体创业的真实写照。据远志回忆："现在医院里的小花池和大杨树，都是那时候我组织六七个职工一起义务劳动弄好的，每天中午下班后就干起来，顶着烈日，汗流浃背，心里还高兴得很。

那时候没有奖金，都是白干，就是中午灶上管一顿饭，但大家都愿意。"而自从市场进入公立医院之后，当一些头脑灵活的人利用医院资源自己先富起来之后，人们对公与私才有了完全分割的认知。

小结

本章对公立医院市场化治理状况展开深入研究，重点关注的问题是去行政化是否必需，原因是当前公立医院治理中的行政化制度黏性。这一行政化制度黏性主要体现在两个方面：事业编制、行政隶属关系。另外，本章还借用过度市场化时期公立医院行政脱域后产生的医疗服务乱象，从反面论证了在公立医院市场化治理中行政作用的不可或缺。

首先，是事业编制。在漫长的发展历程中，公立医院已经形成了以编制为核心的治理体系。在这一治理体系中，在编职工的工资待遇、职称评定、职务任命和惩戒方式都依照差额事业编制的政策规定执行，非在编职工的治理体系也参照以上政策规定执行，如此两种身份人群相对认同，形成了较为稳固的内部治理结构。针对事业编制的分配机制和获得路径，虽然由政府相关部门掌控，但是其考录过程公开、公平、公正，得到内部职工的广泛认可；虽然合同制职工待遇偏低，未与在编职工同工同酬，但其进入公立医院的方式相对灵活，且他们更看重公立医院的稳定性，而这种稳定性依然来自公立医院的事业单位属性。公立医院作为事业编制的单位制，其社会利益整合机制虽然固化，但仍然拥有获得中心组织提供利益的特权，这不同于其他有经营属性的市场组织。

其次，是行政隶属关系。公立医院是隶属于政府的行政事业单位，这就搭建起政府对公立医院外部支持和监管的双通路。在行政支持方面，政府承担公立医院大型建设项目和特殊项目的投入责任，这对公立医院来说是发展的关键，大多数公立医院不愿意主动放弃行政隶属关系，而是积极寻求更多的政府投入。在监管方面，政府任命公立医院院长，故有学者质疑行政职务束缚了公立医院院长自主经营权，提出以法人治理模式替代行政隶属关系，而本研究认为在公立医院运营中，行政职务不仅没有更多地干扰院长的日常管理，而且对其逐利行为形成有效的监管。政府还对公立医院不规范的医疗行为进行有效的管控，一些企图利用公立医院自主权进入公立医院的市场化行为，如大型设备的投放、租赁等行为被行政严禁，保证医疗服务提供的公平性和公益性。政府还对医疗费用的过快增长和公共危害进行干预。

最后，从反面论证行政脱域的危害。在公立医院过度市场化时期，政府放松行政管制，公立医院拥有过多自主权，产生诸多公立医院治理乱象。在过度市场化的制度框架中，政府角色也发生了显著变化，不仅不承担监管责任，而且成为利益的共谋者，严重影响公平、正常的社会秩序。

本章以新制度主义中的路径依赖理论作为展开分析的理论工具，在新制度主义理论的视野中，路径依赖是指制度原有的脉络对现在产生不可回避的影响。新制度主义更关注制度历时性的因果关系，认为初始事件一定会对最终的事件结果造成影响，一旦选择很难偏离。在这一理论框架指导下，本章尝试从对岐黄医院的实证研究中，以路径依赖理论为框架，回答了公立医院市场化治理中去行政化难、去编制难、法人治理难等问题。

第五章 我国公立医院治理的内部问题与挑战

市场化手段运用在公立医院治理中旨在调动人员的积极性，提高其服务效率，这些措施确实起到了一定的作用，但也引发了公立医院内部管理的诸多问题和挑战。

一、成本核算：公立医院内部管理的制度基础

市场化改革后，公立医院获得了剩余留用权，可以通过医疗服务获取收益。于是如何提高服务质量、增加服务数量，从而获得更多收益是公立医院重点关注的问题。医疗服务能力的提升依赖主客观两类因素：客观因素包括基础设施、医疗设备、学科设置等，如健全学科设置、优化医疗环境、增加先进医疗设备、引进高级医疗人才和技术等；主观因素则关注激发人的主观能动性，即医务人员提供医疗服务的自觉性加强。公立医院一般会采取主客观因素相结合的方式提高医疗服务的能力，在两类因素中尤为值得关注的是公立医院对主观因素的激励机制，因为这是公立医院创收的目的所在，公立医院主要通过成本核算来激励医务人员的工作积极性。

（一）公立医院成本核算背景

20世纪80年代，随着公立医院依靠政府拨款的经营模式逐渐被市场化经营模式替代后，国家卫生部门相应地提出了公立医院成本管理理念和方法。各家公立医院通过成本核算，建立科室奖金分配制度，以经济手段有效刺激工作人员的劳动积极性。这一阶段的政策导向，即公立医院想要激活，必须用市场手段，因此医院利用科室成本核算，对收益进行绩效考核，按照贡献大小对科室进行绩效奖励，调动各个科室职工的工作积极性和主

动性。

2003 年岐黄医院开始试行科室全成本核算，根本原因是岐黄医院职工缺乏积极性，管理一潭死水，财务状况收不抵支。直接原因是年富力强的干部——地龙 2002 年接任该院院长，期望通过改革增加岐黄医院收入，为此进行了一系列改革，如中层干部选聘、轮岗等人事制度改革，中青年医师培养方案改革，以及成本核算的财务制度改革。地龙在陈述实施成本核算的原因时说："2002 年我进入医院当院长，就意识到国家投入有限，那么公立医院必须靠自己生存，必须学会经营。很多公立医院已经开始这么做，但是当时大家都还不公开这么说。"

岐黄医院的成本核算开展之初面临多重困境：首先，是没有历史参考。该院财务科科长芜菁回忆当时开展成本核算的情况时说："没有参考，也没有学习的案例，就是先粗后细去探索，总的方向是激励大家多干活，不然的话一潭死水，谁也不愿意动。方向定下来后，就开始测算，测算的目的是要找到平衡的尺度，一个科一个科去算，要算他们工作量的底线和最高值，在这中间去取得平衡点，既要刺激多干活，还要保证大家不逆反，这是基本标准。"其次，是各科室整体营利能力较差。成本核算的目的是起到激励作用，但是如果科室营利能力差，会发生营利与成本齐平或低于成本的可能，而开始成本核算时岐黄医院多数科室面临这样的问题。在这种情况下，该院为每个科室都制定了较为宽松的核算方法，即以收入最小化、支出最大化作为核算基准。最后，是奖金的常态化。为了推动成本核算政策，岐黄医院在科室没有结余的情况下，以贷款方式保证职工的奖金发放。岐黄医院院长地龙谈成本核算初始阶段的决策时说："我们当时的原则就是即使挣不上钱、挣不够钱，借钱也要发奖金，只有突破了这个，让职工明白多劳多得是导向，才算是迈出了成本核算的第一步。"岐黄医院通过收费权质押，争取银行贷款，作为流贷，发放工资和奖金。2013 年收费权质押贷款无法生效，岐黄医院以当地较有实力的药企做担保贷款，负债经营给职工发放奖金，目的是以成本核算的方式提高职工的工作积极性，在未来可以为医院创造更多的经济效益。

（二）公立医院成本核算：从成本到绩效的制度起点

了解公立医院成本核算如何从成本过渡到绩效，要先对成本核算的原则、基本概念、成本核算相关主体之间的关系进行分析，以对核算办法有更为清晰和全面的认识。

1. 公立医院成本核算的原则

公立医院成本核算必须兼顾效率和公平。加强激励是追求效率的途径，而维持稳定是兼顾公平的策略。成本核算通过激励和稳定达到医院效率和公平兼得的目的。

激励是公立医院成本核算的下限，成本核算的第一要务就是激励职工的工作积极性。在公立医院的发展过程中，成本核算作为激励手段出现在两个时期：第一个时期是公立医院从政府全额供养转为差额供给时期，这一时期政府的差额拨款仅限于在编职工的基本工资，无法维持公立医院的正常运营，公立医院走上以服务谋生存的发展之路。在此背景下，急需改变的是职工在计划经济时期养成的懒散、吃大锅饭、等靠要等工作观念。成本核算的实施为职工的薪酬体系加注了按劳分配的原则，可以有效调动职工的劳动积极性。

第二个时期是公立医院发展已经进入平台期后，职工的工作积极性已经被激发，按劳分配方式也逐渐在公立医院普及，这一时期成本核算是激励机制的提升阶段。公立医院通过成本核算使职工在内部形成竞争，从而以发放绩效的方式促使优者更优，次优者进步，最终达到全面发展的目的。平均分配不能带来激励效应，只有效率优先才能起到激励作用。岐黄医院财务科科长芜菱对待奖金发放的态度表明了这一原则："如果医院有钱了，就必须考虑怎么发这个钱，一个人一个月发 1000 块钱，你觉得有没有效果，没有效果，一点效果都没有，反而是不满的人更多了。"

稳定是公立医院成本核算的上限，是激励机制不能触碰的高压线。稳定的原则体现在成本核算的方方面面，兼顾科室内部、科室与科室、科室与医院、公立医院与公立医院、公立医院与其他相关行业之间各种关系的公平和稳定。在外部关系中，首先，公立医院在制定成本核算方案时，一般都会参照同类公立医院的方案，再按照自身实际情况做出调整，以保持行业内部收入的基本稳定。其次，公立医院每年要在医保部门下发总额预付和次均费用等相关规定之后，再制定自身的成本核算方案，以确保与政府要求之间达成稳定。在内部关系中，稳定的需求更为显著和多样。一是效益有差别的科室之间，成本核算方案不仅要针对服务病人多、效果好、有名气的科室给予更多回报，以资奖励，也要对其有上限要求和调整方案，以达到与其他科室较为平衡的奖金收入；二是要对新成立的科室或收益较差的科室给予帮扶，对其成本核算采取更为宽松的政策，以扶持其更快成长；三是要保持各种不同类型科室之间的稳定，如有直接收益的临床、医技科室与不能直接创收的行政职能科室之间的收入差别与稳定，临床与医技科室之间的收入稳定，不同类型科室之间对收入的相对认同，才能维持医院内部整体的稳定。

2. 公立医院成本核算的相关概念

成本核算是以会计核算为基础，以货币为计算单位，医院在成本支出范围内，根据医院设定的管理和决策目标，将医院运营过程中的各种成本损耗，作为核算对象进行分类和核算，计算出总的成本的过程（高广颖，2013）。

成本是指医院在运行过程中日常诊疗或行政活动等产生的支出和损耗。公立医院的医疗成本主要包括基础设施固定成本、人员工资、治疗成本和其他成本四大部分，这其中人员工资、基础设施等成本是固定不变的，因此患者就医过程中的收费是主要的可变成本（李伟，2016）。按照成本对象之间的关系，可以分为直接成本和间接成本。直接成本是指直接可以计入服务支出费用的成本，包括人员薪酬、药品、耗材、固定资产折旧、提取的医疗风险基金，以及临床科室直接发生的各种相关费用，会务、培训、办公、水电、差旅、取暖、科研、物业等其他费用。间接成本是指存在多受益人群，需要先归集然后采用成本分摊法在多受益群体间分配的成本，如行政和后勤部门等不直接产生收益的各科室、部门的支出。间接费用按照一定标准在医技、临床科室间进行分摊。

全成本核算是借鉴企业成本核算方式进行全面的成本核算，其成本包含范围广，一般包括房屋、设备等固定资产折旧，人员薪酬，水、电、暖、物业等管理成本，以及医疗和办公耗材等全部内容（高广颖，2013）。

收入结构是公立医院成本核算的主要对象，从患者的收费结构可以看出，医院提供的主要服务收入结构为药品（西药及中成药、中药）、检查、检验、治疗及其他费用。在此收入结构中，治疗费在科室可以独立运行、独立收费，而检查、检验等需要与其他科室合作，需要多重分配。

3.公立医院成本核算方法

公立医院成本核算总的方法是：收入－支出＝结余，结余用以发放职工奖金。公立医院一般由财务科测算成本和设计成本核算方案，随着公立医院的不断发展，与成本核算相关的科室也在不断扩充，如很多医院成立了运营分析科、经营管理科等相关科室，对各科室运营过程进行量化考核和监督，还有些公立医院会将成本核算或绩效考核的工作，直接承包给专业的网络公司设计管理流程，达到考核目的，最终实现更为科学的成本核算管理。财务部门通过对各个门类的服务项目所发生的成本进行记录、整合和归纳，明确成本与医疗收费之间的关系，并对不同门类之间的服务项目进行成本差异比较，对其评价科室效益和制定医院发展规划有着重要的参考价值。

以下是 2017 年岐黄医院的《成本核算与分配管理实施方案》。这一方案并非公开方案，是从岐黄医院院办档案室中，查阅院长办公会议记录所得。因不允许拍照和记录，只通过记忆来记录该院成本核算和分配的方法：

(1)临床科室治疗费全部计入各自收入中。

(2)检查科室与临床科室在检查中实行双向计费，即在检查科室做一个项目的费用，同时计入开单科室和检查科室收入中。

(3)中药收入的 20% 计入临床科室。

(4)提奖比例提高到 28%。

这个成本核算与分配办法看似简单，却直接关系全院所有职工的收入，尤其是奖金的额度。除此之外，这个方案也是各临床、医技科室竞争和对比的参照标准，因此属于医院关注度最高的政策。岐黄医院科主任反映，每年年初该政策出台都会引起全院的热议，还会有很多认为方案不公平的科主任到财务科和院长那里去埋怨甚至争吵，认为不公平的情况有两种：一种情况是认为医院分的比例太高，科室分的比例太少；另一种情况是认为医院对同类型科室区别对待，如同属于外科系列，心胸外科和骨外科的核算比例有差别。在方案的制定过程中，每一项院科分配比例都要经过财务部门的精细核算。这个计算过程较为专业，据了解主要参照的指标是科室以往的收入水平、管理水平，以及对未来一年的预期，通过这些指标估算出科室未来一年每个月的收入，再进行院科按比例分配，原则上要达到科室与医院双方都满意的结果，但事实上双方都满意并不容易。一般都是院方占主导，因为院方是方案的制定者，但是院方也要将科室的积极性进行充分考虑，科室核算过于收紧，会影响其工作效率。如成本核算方案中的检验项目，2017年检验科、临床科室分配比例都有所上浮，由原来的8%提到12%，意味着医院层面将受到损失，但是院方认为："分母不变，分子越大，100块钱扣12元，200块钱扣24元。基数变大，医院自留增多，科室也受到激励，达到了双向激励的目的。"很多公立医院院长认为成本核算是管理的一项"技术活儿"，"很难搞"，"很难都满意"。

在方案基本定下来后，需要在院长办公会议上通过医院领导层的全体审议，这一过程一般只是走程序，因为在上会之前，院长和财务部门已经经过反复沟通，形成了决定。院长办公会议只是考虑到利益均衡以及民主决策，在已经定好的方案基础上，各个副院长和相关职能科室主任，如人事科、财务科、医务科等，发表一些意见、建议，对方案进行微调。审议的原则是平衡和兼顾，让相关者直接或者间接知情。在此过程中可发现科主任参与度较低。

在院科二级分配比例中各个项目的分配比例并不相同，由高到低是治疗费、检查费、检验费，最后是药费，而药费也仅仅保留了还有药品加成的中药，西成药并无收入。这些比例的分配高低体现着公立医院对于收费项目的鼓励和排斥，鼓励开展的项目则科室分配比例较高，限制开展的项目则科室分配比例较低。公立医院确定这些分配比例高低的主要参考标准是收费项目的利润，比如治疗费是纯利润，因此被极大地鼓励。

成本核算方案在院级层面制定完成后，就进入院科推进和执行程序。笔者以岐黄医院糖尿病科为例，展示成本核算方案的推进过程。当糖尿病科完成一个月的所有工作量后，在医院财务的计费系统中会显示该科室一个月总的实际收入，从此刻起，糖尿病科就进入了成本核算的推进流程。首先，实际收入经过院科分配比例核算得出核算收入；其次，核算收入－实际成本得出科室结余；最后，结余再按照提奖比例测算出提奖的数额。经过这样的流程，科室就完成了从成本到奖金的过程。

糖尿病科 2017 年 6 月总收入 743598 元，经过各个收费项目的院科分配比例核算，得出其收入为 485596 元（见表 5.2）。同时，该科室当月实际成本 266854 元（见表 5.1），根据核算收入－实际成本＝结余，则糖尿病科该月的结余为 485596－266854＝218742 元。当年岐黄医院对临床科室的提奖比例规定是 28%，则 2017 年 6 月糖尿病科的奖金总额为 218742×28%＝61248 元。这就完成了糖尿病科从成本到奖金的递送。在这里要说明的是，提奖比例在不同类型的科室是不同的，如临床科室以结余的 28% 提奖，医技科室按照结余的 15% 提奖，职能科室按照临床科室平均奖的 80% 提奖，这就在各类科室中产生了不同的奖金分配。

表 5.1　糖尿病科 2017 年 6 月各项成本明细

成本项目	实际成本（元）
房屋折旧	24300
设备折旧	14500
人员工资	102239
社会保障费用	33460
水电暖	7100
其他	85255
合计	266854

数据来源：笔者调研，2017 年 7 月

表 5.2 糖尿病科 2017 年 6 月各项收入明细

收入项目	实际收入（元）	院科二级分配比例（%）	核算收入（元）
治疗费	337986	100%	337986
西成药费	0	无	0
中药费	110748	20%	22150
检查费	103168	51%	52616
检验费	191696	38%	72844
卫材收入	0	无	0
总计	743598		485596

数据来源：笔者调研，2017 年 7 月

在奖金核算完成划入科室内部后，科室会按系数进行二次分配。一般情况分配系数由职务和职称来决定，如科主任 2 或 1.8，副主任 1.5，职称 1.1 或 1.2，但是科室的奖金分配系数是灵活的，科主任拥有相当大的自主权。在岐黄医院每个科室的二级分配方案并不相同，有的是在科主任分配之后再进行科室分配，有的是科主任与科室成员一起分配，如痔科白蜜所言："当时在科里我是青年骨干，干活儿较多，所以主任单给我按照工作量来考核，这样我的绩效就高一些，因为那时候年轻，我既没有职称，也没有职务。"具体办法是给白蜜规定每月收治病人数，超过量就发放一定的绩效奖励。

虽然各个科室的分配方案不一样，但是科室在分配上仍然有共性，其一是护士的分配比例相对较低。岐黄医院聘任制护士基本按照固定基数 1000 元保底，并在此基础上按工作量核算绩效。其二是各个科室均表示，"主任发多少我们也不知道"，所公开的只是科主任的管理奖每月 2000 元。由此可见公立医院绩效分配中的权力关系。科主任对绩效发放的自由权限，一方面运用来合理激励科室成员的工作积极性，另一方面用于科室对外的沟通、交际等其他活动所需。

（三）科室间协作与竞争：成本核算的副产品

上述公立医院成本核算框架下，公立医院医技科室与临床科室的协作关系有益于相辅助的两类科室共同营利，而竞争关系可以在平行的临床科室之间激励形成不甘落后的利益局面。

1. 双向计费的正向激励机制

双向计费是公立医院针对检查、检验费用普遍采用的成本核算方式，是指患者的检查、检验费用，在检查、检验执行科室计入收入，同时在开单科室也计入收入，即患者检查、检验发生的上游和下游两个方向的相关科室，都计为收入，故称为双向计费。各个医院双向计费时，上游和下游科室分配比例不同。岐黄医院按100%的比例双向计费，如糖尿病科患者李桃住院期间在B超室行腹部彩色多普勒超声检查一次，计费102元，那么B超室计入收费102元，同时糖尿病科计入收费102元。岐黄医院财务科科长芜菱对这一策略的解读为："医生开辅助检查、检验，要两个科都不吃亏，检查科室收费，临床科室也收费，这就形成了共赢，他们就都乐意去开检查单、化验单了。"

双向计费上游科室的补偿策略。从双向计费的政策解读中可以看出，对于负责开单的临床科室而言明显是空计费，即在临床科室并没有发生实质性的医疗服务行为。这就为公立医院增加了负担，即临床科室的这部分计费，必然需要公立医院去填补亏空。表面上公立医院以补偿上游科室的方式激励其多开检查、检验，公立医院为此需要额外付出利润给临床科室，而实际上公立医院仍然可以平衡，一方面医院层面激励了临床科室的开单积极性，检查、检验数量增加，总体收入必然会提高；另一方面公立医院借助双向计费的策略，通过大循环将会获得更多收益，比如100元化验费，检验科计100元，开单科室计100元，那么按照现行岐黄医院的成本核算方案，在科室提奖时，检验科和开单科室一共提奖比例为28%+28%=56%，而医院还可以提44%，医院仍然可以有盈余。因此这一策略将公立医院、医技科室和临床科室利益统一起来，三个主体都能共赢。共同的利益诉求不断在主体之间产生正向激励作用，也会促使检查、检验费用的不合理增长。

保证双向计费效益最大化的基础。公立医院通过对检查、检验项目进行优化升级，增加项目数量，提高项目收费，以保障足够的项目供应和项目收入。

首先，是削减或整合利润空间小的检查、检验项目。笔者在岐黄医院的检验科项目清单中，没有看到乙肝的常规检查项目：乙肝五项。其检验科主任蒲公英介绍说："这个项目已经被取消，因为这项检查人群较少，收费很低，以三级医院的收费标准，定价为 8 元，但是试剂成本较高，这样的话一个试剂盒打开后一天用不完就全部浪费了，所以我们这一类型的检验都不会开展了。"笔者却在肝功能检查项目中找到了这项检查，意即这项受众较少的检查项目，已经以套餐、体检式的方法重新打包销售，以增加检验受众，进而提高检验收益。乙肝五项套餐化整合的创收生成过程是：该项检验的患者，如希望通过该项检验查明是否接种乙肝疫苗成功，本来只需要做此一项检验，支付 8 元，但因项目取消，患者必须支付肝功能检查项目费用（岐黄医院收费为 138 元）才能达到检验目的。同时，不需要该项检查的患者，只要是做肝功能检查项目，就会打包支付这项检查的费用。通过套餐式的替代路径，这些利润空间小的检验项目都成为常规检查项目。

其次，更新更先进、更高端的检查设备。在岐黄医院影像科，笔者观察到普通的平片检查设备已经被数字化摄影成像设备 DR（直接数字化 X 射线摄影系统）取代，而平片和 DR 的价格差巨大，如平片扫一个部位十几元，而 DR 曝光一次在地市三级医院的收费标准是 51 元。虽然 DR 的成像更加清晰、更加准确，但并不是所有患者都需要如此清晰的诊断参考，如颈椎病患者，希望通过影像检查观察颈椎的曲度，平片完全可以满足要求，但在三级医院因没有平片设备，患者可选的只有 DR。在与影像科主任茯苓访谈的过程中，他告诉笔者影像科很快会更换 CT，现有的 CT 已经落伍了。茯苓所言落伍，并非单指设备功能的落伍，更多的意涵是同区域、同级别医院都已经更换了更为先进的 CT 设备。设备更新后检查定价则会被相应抬高，而运营成本基本不变，公立医院将会获得更多的自主收入。

最后，增加新设备，开展新项目。为迎合大众孕期对四维彩超的追捧，岐黄医院在 2014 年引进了该设备，并借鉴私立孕产医院的经验，以四维彩超为核心展开延伸服务，如为孕妇制作四维彩超影集等。该科室还印刷了各种宣传手册和版面广告，向孕妇推广该项目。新设备的使用，对于常规诊断和检查的技术提升并不高，但是提高了检查、检验的附加值。常规B超、彩超的价格区间在100元以内，而四维彩超的价格是其2倍，附加服务的收费也很高。产检中，医生会推荐患者做四维彩超，患者在消费宣传的引导下也认为四维彩超比一般B超检查效果更好。每一次新设备的推广和使用，都会引起服务定价增长，导致患者的就医费用被动抬高。

双向计费的正向激励作用，催化了公立医院的检查、检验创收行为，造成患者检查、检验数量的不合理增长，医疗费用有所提高。在绩效导向下，无疑公立医院和科室已经达成一致，将检查、检验当作重要的收入点。

实施双向计费策略的根源。在成本核算框架下，实施这一策略的根本原因有二：其一，检查和检验成本固定并且相对较低；其二，检查、检验的利润更高，如检验费是检验科的纯收入，占医院收入的近70%，如100元的检验费，成本仅为30元，医院可以有70元的利润。在成本核算框架下设备一旦投资，其后每个月的折旧是一定的，由此极易推断出：使用同一台机器，在同一周期内，做1个检查和做100个、1000个检查的成本是一样的，发生变化的只是变动成本——耗材，故对于检查、检验设备而言，闲置是最大的浪费。双向计费就是激励临床科室和医技科室共同将所有的设备满负荷运转起来，避免闲置，以获得更多收益。同时，检查、检验相较于药品具有更好的社会包容度。首先，检查和检验是为患者做辅助诊断的，多做检查、检验，可以避免漏诊、错诊和误诊的发生，因此患者对多做的检查会持包容的态度；其次，相对于药品的结果误差，患者对检查、检验的结果误差更容易释然，甚至遗忘。

2. 科室竞争的逆向激励机制

除了双向计费的正向激励作用推高了检查、检验的创收行为外，平行科室之间的竞争也会带来逆向的激励作用。

2017年7月笔者跟随所在调研科室糖尿病科主任一起参加了岐黄医院2017年度上半年运营分析会，会议公布了各个科室半年来运营过程中的各种数据。其中，糖尿病科的中药占比为8%，比去年同期下降了2.8%，而内科系列同类型科室的中药收入都为净增长。增长最快的是脑病科，中药收入占比 7%，同比增长 28.8%。糖尿病科主任在次日的早会上对全科人员进行了训导，要求提高中药的使用率。

平行科室竞争对其创收的逆向推动作用，具体表现在两个方面：一方面科室之间竞争产生的比较压差，逆向激励竞争中的低位科室以高位科室为目标，不甘落后，奋起直追；另一方面竞争场域的压力更有助于逆向推动科室积极、迅速解决存在问题并竭力寻找营利的手段，形成了公立医院绩效机制产生过程（见图 5.1）。

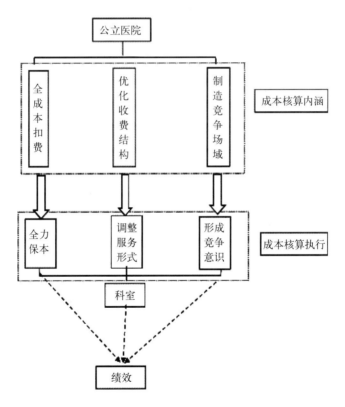

图 5.1　公立医院绩效的产生过程

（四）院科利益结构分化：成本核算的推展结果

结构是组织中利益相关者的互动样态，过程则是赋予组织结构生命的一系列互动（吉布森，2015）。在市场化改革中公立医院出现了利益关系的调整和重组，首先在公立医院层面，自上而下推广成本核算方案，接着科室层面在成本核算框架下通过医疗服务获取利益，然后这些利益通过患者单渠道缴费，自下而上回归到医院统一掌控，最后再由院科按照成本核算方案进行自上而下的分配（见图5.2）。

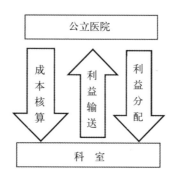

图5.2　公立医院院科利益互动过程

在成本核算框架下发生的收益产生及分配的互动过程中，出现了利益结构分化：公立医院由医院这一单一利益相关主体转化为院科二元的利益相关主体，院科两级尤其是科室作为利益相关主体，其行动开始发生转向。

1. 利益结构分化的表现：利益分配及利益认同

公立医院与科室之间的利益分化差异主要表现在：院方代表着医院的整体公共利益，科室只着重于其部门内部利益。在此利益结构分化的表现中不能忽略一个重要的基础：医院和科室分配的利益并不是来自外部供给，而是来自科室的收入。这就在院科二元主体的行动中产生了制衡，二者要在彼此利益认同的基础上产生利益结构分化。院科利益结构分化的表现主要在二者的行动差异上。

科室是直接从患者服务中获得收益的行动主体，而医院在此过程中只以政策、制度、命令、监管等行政职能对科室行为进行规范约束及提供便利、夯实基础等。不可否认的是，医院与科室的利益结构分化，受到内部和外部的多种因素影响，如医药市场的渗透和冲击、相关行业收入的压差、科室之间的竞争、医院与科室的冲突与合作等，然而最为根本的原因是由成本核算引起的医院与科室之间的利益分配及利益认同，即双方对合作获得利益并按照比例分配利益的共同认可。基于此，医院和科室协同，追求更多的收益，并在此基础上不断动态调整分配的比例以达到院科两级的相对满意。由此可见，科室是生计型参与者，而医院为权责型参与者，这一定位从利益的来源、分配和执行各个过程都能体现，具体如下：从利益来源视角来看，公立医院通过科室直接获取收益，科室通过患者获得收益。由此可见，双方直接获得收益的来源不同，这就造成医院与科室利益分化的结局。与此同时，无论是通过直接方式或是间接方式，科室与医院都必须通过为患者服务获得收益，因此这一终极利益来源的共同性成为科室与医院利益分化的基础。

当前各个公立医院正由成本核算向绩效考核的管理方式转型，已经有部分地区、医院成功实现转型，而绩效考核的方式更能体现上述原因，绩效考核以对患者的服务为中心，测评和考核科室的工作量，如患者出院率、病床周转率、院感发生率等指标的设定。虽然绩效考核与成本核算的内涵基本一致，但是绩效考核更为精确地反映出治疗带来的收益，为各大公立医院所推崇。

从利益分配视角来看，公立医院是利益分配的主导者，有制定分配方案的权力，而科室只能被动参与，这就产生二者在分配过程中的利益结构分化。在获得利益的过程中，医院与科室相互依赖，科室需要医院提供基础设施、设备人员、政策导向；医院需要科室积极工作，提高服务能力，这是二者在分配过程中利益分化的共同基础。

从利益执行视角来看，成本核算方案的制定者是医院，故医院成为政策的源头，而科室只是政策的执行者或实施者，但同时科室有着自身的利益诉求，是否执行或执行的具体策略，科室有较大的自主权，这是二者分化的原因。同时，公立医院在制定政策时又必须参考科室的服务能力、服务水平，而科室运营也为医院提供数据、周期等调整依据，这是二者在执行过程中产生分化的共同基础。

由此可见，医院与科室之间，在以为患者提供服务获得的收益中，从利益来源、分配和执行各个视角分析，都存在院科两级的共谋和分化（见

表 5.3)。

表 5.3 院科二元主体利益分化及行动策略

主体		主要部门	代表利益	行动策略
院	医院整体	公共利益	激励营利，整体发展，控制利益边界
	行政职能科室成员	个人利益	辅助激励
科	临床、医技部门	部门利益	营利价值取向的行动

2. 利益结构分化的形成机制：成本核算的委托代理关系

公立医院内部的利益结构分化以成本核算为线索，而成本核算的相关主体为政府卫生管理部门、公立医院及其内部各个科室。三方主体在实施成本核算的过程中形成了阶梯式的双重委托代理关系（见图 5.3）。首先，是政府与公立医院的委托代理关系。政府卫生管理部门对公立医院有目标要求，公立医院将这些目标量化、货币化，成为成本核算的依据；其次，是公立医院与各临床、医技等科室的委托代理关系。公立医院领导层制定成本核算方案，将对各个科室的运营目标量化，委托各个科室通过运行来实现。在这一阶梯式的委托代理关系中，政府为主导层，制定政策及各项医疗指标并进行监督考核。公立医院与内部科室同为政府的执行层，但所处的执行层级不同，医院作为中间层起着承上启下的作用，传达并执行政府标准，并将这些标准分解成操作化指标分配给各个科室，保证达标；公立医院内部科室是最终的落实层，在这一层所有指标得以实现，同时偏差也在执行中产生。

在成本核算框架下，政府管理部门与公立医院是委托代理关系，以指标的制定和落实来实现。政府不仅对公立医院的服务项目进行定价，而且会设定公立医院运营中的各项指标，以限制公立医院逐利行为的空间。公立医院则必须按照政府定价进行收费，并且在服务过程中严格遵守各种指标，政府也会通过检查、督导、谈话、罚款等方式督促公立医院完成指标。

岐黄医院的收费结构，基本严格遵守政府的各项指标：西成药低于30%，该院是 21%；耗材标准是低于 20%，该院略高于 20%；医疗收入年增长率不得超过 10%，该院为 13%；劳务性收入不得低于医疗收入的 35%，该院是 37%，指标与国家的规定基本吻合（见表 5.4）。

表 5.4　岐黄医院收费结构指标落实情况

收费名称	政府规定指标	医院实际运营指标	落实情况
西成药	<30%	21%	落实
耗材	<20%	21%	略高
医疗收入年增长率	<10%	13%	略高
劳务性收入	>35%	37%	落实

数据来源：笔者调研　2017 年 7 月

公立医院与各科室之间不仅存在委托代理关系，同时成本核算以按比例划分收益的方式构建起了医院与科室、科室与科室之间的利益共同体关系。医院通过测算将各个科室的服务能力量化、货币化，并最终通过发放奖金的方式来激励各科室完成。公立医院与科室之间的利益共同体关系，则存在两个面向：一方面医院与各科室之间存在共同的利益追求。临床科室在成本核算中完成任务越多，提奖比例则越高。与此同时，医院结余的部分也越多。这一共同的利益认知，使得公立医院和各科室在实践中行动一致。

岐黄医院曾在 2017 年调整过成本核算的分配比例，增加了检验科室的成本核算分配比例，由 10% 提高到 12%，检验科工作积极性增强，服务数量增加，同时医院结余也相应提高。

另一方面医院与科室之间还存在利益划分的张力。利益划分比例的协调与否，直接影响着各科室的工作主动性和积极性。这一比例的张力主要存在于两个层面的利益划分中：一个层面是科室核算收入和医院结余的利益划分，另一个层面是科室和行政人员发放奖金之间的张力。

科室核算收入和医院结余的利益划分。公立医院通过成本核算将科室的利润按比例分配：提取一部分作为科室的奖金，其余为医院所有，这部分用于行政职能科室人员的奖金、基础设施建设、公共事务开支、扶持或奖励各个科室或者医院的储备金等。公立医院与科室之间的分配比例，既要满足对科室的激励作用，又要满足医院结余的需求，在划分比例上二者会产生张力。

临床、医技与行政职能科室奖金分配的差序格局。公立医院在获得结余后，会对不直接产生收益的行政职能科室人员按平均奖的方法（临床、医技等直接创造收益科室的平均奖金）进行奖金分配，但在成本核算中，职能科室的奖金分配方案一般较为模糊，平均测算只是参考，其奖金发放自由度较大。在公立医院中，一般遵循临床科室、医技科室、行政职能科室奖金比例由高到低的分配原则，形成奖金分配的临床—医技—行政职能科室差序格局。这一原则的确定，主要还是为激励临床科室工作的积极性，只有临床科室收入增加，全员的绩效分配才能水涨船高。

岐黄医院院科奖金分配中有过两次较大的冲突，并都以临床科室优先为解决路径。2003 年该院成本核算方案中，药房提奖比例最高，故临床科室的积极性受到打击，医院收入下滑。医院领导层多次开会商讨调整分配方案，将临床科室提奖比例调到最高，医院收入恢复正常。笔者在 2017 年调研期间，该院行政职能科室人员平均奖从 2017 年 6 月直到 2017 年 8 月，三个月每月均为 2200 元，远远高出一些收益不太好的临床科室，如手术室奖金同期只是人均 300 元，并且因行政职能科室奖金实行平均分配，即只要是行政人员奖金额度等同（但因薪级工资、职称、职务工资等固定收入不同，其各自总收入有较大差别），这就造成在车棚看自行车的保安大爷收入高于手术室医生的后果，引起临床科室的普遍不满，之后岐黄医院在压力下调整了院科两级奖金分配方案，主动拉低行政职能科室平均奖，才平息了临床科室的不满。

在公立医院内部各个科室之间也存在着利益相关，这种相关之间有合作，同时也有竞争。合作层面：在科室职能设置上，检查、检验等医技科室、药房与各临床科室相互依存，医技和药房需要依靠临床科室的开单和处方运营，而相应的临床科室需要医技和药房等辅助科室才能得以正常运转。故在成本核算中，这两类科室既有共同利益，也存在共同利益的分割，一个检查项目，检查科室与临床科室按什么比例来分配其收费，各个医院有着不同标准，但是检查、检验费用由执行科室和临床开单科室分割是约定俗成的。竞争层面：临床科室之间因经营类型不同，各科室的成本核算分配比例不同，如外科系列和内科系列就不同，同类科室之间会造成竞争；再者成本核算框架下每个科室的完成指标都货币化，与科室中职工的切身利益相关，在医院内部形成了好科和差科的区分，主要指标是奖金分配的多或少，因此各科也存在着收益竞争。

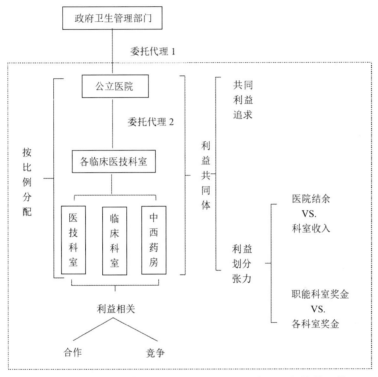

图 5.3　政府卫生管理部门、公立医院、科室形成的共同体

在成本核算框架下，公立医院与科室在委托代理关系之上形成的共同体，不仅有共同服务的合作，也存在彼此利益分配的张力，这种张力通过科室核算收入和医院结余的比较，以及收益直接的创造者一线医护人员与间接保障者行政职能科室的行政人员的奖金比较这两个路径展现出来。在委托代理和利益共同体两种叠加机制的共同控制下产生出医院与科室之间的共谋与分化的结构类型。

3.院科权力倒置：利益结构分化的影响

在成本核算框架下，医院与科室因收益来源、分配和执行产生利益结构分化，这种利益结构分化影响着医院和科室实施医疗服务的各个环节，包括成本核算方案制定、治疗服务操作过程、上级部门的监督检查过程。在成本核算方案制定过程中，医院委托财务科详细测算各个科室、各个服务项目的利润点，不仅使医院的结余最大化，也要使科室的劳动价值最大化。在医疗运行过程中，公立医院会委托医务科、护理部、院感科、运营科等行政职能科室对临床科室的独立运行给予关注，通过分管管理、会议督促等方式伴随其治疗服务的全过程，保障临床科室的高效运行，临床科室在运营中也拥有相当的自主权。在上级部门的监督检查中，公立医院则会代表科室为其做迎检和备检工作，对存在的隐患双方会协商应对方案，以达到顺利通过检查的目的，而对检查中所暴露的问题和错误，公立医院也会予以批评、处罚。在这一过程中，公立医院与科室的权力发生了倒置，科室权力明显增强，医院权力被泛化。

（1）科室权力的增强。公立医院收益的根本来源是对患者的服务，而直接为患者提供服务的是临床一线医护人员，这些人员以科室为形式组织在一起，因此一线人员所在科室，成为其提供服务、获得收益的主要场所，科室聚集同类专业技术人员则成为该学科范围收益实际的掌控者和执行者。显然，在此场域中，科主任成为科室成员待遇、晋升和技术提升等权力的实际掌握者，权力逐渐增强，故对科室内部的医护人员有着绝对的管理权力，这种权力通过人员的待遇、晋升等方面体现和传达出来。

小院长—大主任的角色倒置。传统的公立医院与科室关系是科层制的，院长与科主任为行政属性的直接上下级关系，院长的行政职务对科主任有绝对的权威，科室内部的人财物都归医院统一管理，而在成本核算框架下，科室之于公立医院成为一个一个独立的核算单位，由此医院与科室的角色发生了根本性的转变。

科室成员的绩效。在成本核算的科室二级分配中可见，绩效从公立医院到科室之后，科主任在科室内部拥有最大的二次分配权力，医院对科室二级分配的方案仅为参考,在实际的执行过程中,科主任有着绝对的自主权。岐黄医院内科系列共五个科室,笔者经过调研发现,这五个科室的科室二级分配方案各不相同。有的科室采取平均分,有的按照系数分,有的侧重于工作量,还有的科室在一直变动。对于科主任和科室成员如何划定奖金分配比例的问题,大多数科室的临床医生表示:"那我们怎么能知道!""主任拿多少那是由主任说了算,我们不知道。"在这种奖金二次分配权的支配下,科室成员对科主任有着强烈的依从性。

科室成员的晋升、提拔。在科室成员的晋升中,科主任也掌握着实际的权力。医院层面对人员的晋升、提拔要优先听取科主任的意见,科主任的评断会对其成员最终晋升与否起到关键作用。痔III科负责人白蜜,参加工作就一直在痔II科,并在痔II科因工作表现突出提拔为副主任。白蜜在访谈中说:"我们主任不想放人,其实哪个主任想放人呢,好不容易培养出来能独立工作了,都是想多给科里做贡献吧。我现在虽然是这个科室的负责人,我也跟主任说了,这是代您管着这个科,我会尽力做好分内的事,您才是大主任。"也就是在白蜜做了这样的保证之后,才得以顺利进入新科室全面负责工作。

科室成员的技术提高机会。医疗技术是医生的核心竞争力,而在医生进入医疗岗位后,科主任掌控着他们的技术提高机会。在岐黄医院外科系列关节病科,笔者发现手术记录都是科主任,中青年医生只有做助手的记录。笔者在对中青年医生的访谈中了解到,科主任并不愿意将技术传下去,技术作为科室的核心,会一直掌握在科主任手中。就此岐黄医院院长地龙也颇感困难,他说:"曾经在上级检查中发现过这个问题,并且检查组、科主任、中青年医师坐在一起谈过这个问题,检查组说得也很严厉,但是不顶用,下来科主任还是这么干。每个医院其实都一样,没办法。"技术上的统领地位更加强了科主任的权威,也进一步推高了科室成员的依从性。

由此可见,科主任不仅在科室用人、调度等方面有绝对的权威性,而且对科室服务、技术能力提高等与业务相关的问题掌握着话语权。2015年岐黄医院曾高薪聘请国内的医院管理专家,为全院中层以上干部进行过一次医院管理培训，笔者摘录了一段当时的记录："科主任想要什么仪器，给他买；想要什么人，给他聘。只要成本核算的时候有利润就可以，赔了就是你科室自己的，科主任要搞清楚这个前提！眼科刚才提出要买新设备20万元，医院不给买。我可以给你买（会场笑），但是我给你做了前三年的效益分析，我断定你收不回成本，我给你买是赔你的钱，你还要吗？"这一则记录生动地反映出科室与医院的关系，也凸显了科室的自由度和权威性。

（2）医院权力的泛化。科室的权力增强，医院的权力渐趋泛化，且权力实现方式从直接权力转变为需要运用成本核算手段的间接权力，而其权力的范畴也基本变为指导、监督、考核、支持等。医院权力泛化在院科之间形成壁垒。

首先，医院权力的泛化造成院科关系的疏离。笔者在岐黄医院访谈中，科室人员对医院管理层的称呼直接选择了一个代号"四楼"，因该院行政办公区在四楼。科主任对"四楼"的总体评价是"关系不大""联系不多"。一些科主任认为"四楼"的作用，仅限于"买设备的时候需要向副院长提出申请，然后医院讨论决定，其他想不起来还有什么关系"。其次，在关系逐渐松散、分化严重的基础上，医院权力泛化带来了政策执行扭曲的后果。办公室主任牛膝说："前段时间医院门诊量减少，医院就把门诊的提成提高了，结果很多科主任就把门诊垄断了，只有他一个人坐门诊，科主任绩效工资越来越高。医院也提高过手术提成，鼓励科里多做手术，结果也是主任一个人独揽了手术大权。没办法，科主任权力太大了。"最后，科室与医院采取选择性背离。当医院传达的信息有利时，科主任会借此扩大个人作用；当医院政策对科室不利时，科主任会将责任全部推给医院。岐黄医院运营科主任曾给院长提建议，希望设置一个专门的人作为联系医院和一线职工的桥梁，避免科主任的参与。这一建议也足以反映出院科两级政策传递的梗阻。

公立医院的利益结构分化导致了院科权力的倒置，这一变化带来了公立医院整合机制的转化，在院科之间由行政强制执行的整合机制转化为协商平衡的整合机制，以维护其利益分化的结构稳定性。平衡一旦被打破，则会产生科室与医院的冲突，导致二者利益基础的丧失和极端分化的后果，引发医院内部运营危机，故医院成本核算方案都以建立平衡机制为主导。

二、绩效问题：科室内部管理的突出表现

医院与科室在成本核算框架下形成分化与共谋。一方面成本核算发挥着正向激励作用：成本核算与职工绩效密切相关，可以有效激励职工的工作积极性。同时，成本核算还将同一区域各个公立医院、同一医院内部各个科室、不同医院同类科室都置于同一竞争平面上，竞争环境的形成与奖金的激励大大地提高了职工的工作积极性。另一方面成本核算因与每个医院、每个科室、每个职工的收入挂钩，直接关系经济利益，因此个人、科室、医院在成本核算框架下，产生出了一些溢出行为。公立医院的收入以住院收费为主，因此本书以住院系统的成本核算为例阐释公立医院创收机制生成的各个因素，门诊系统的核算方案与住院系统不同，但机制基本一致。

成本核算是科室内部创收问题的生成动机。在公立医院制定的成本核算框架下，临床科室的创收与多种要素相关。最为直接的要素是，成本核算的货币化。虽然公立医院以公益性为主导，但是在成本核算的规约下，各个科室既背负着成本压力，又面临绩效驱动。成本和绩效双向挤压，是各个科室不得不面对的现实。笔者在调研期间多次参加了该院的运营分析会、医保例会、年终总结大会、成本考核方案会、院周会、院务会、院长办公会等，各种会议都以量化为核心，分析医院在经营过程中遇到的各种问题。

成本核算将管理者和被管理者紧密联系起来。首先，成本核算成为公立医院对各科室直接而有力的管理手段——货币分配成为最有效的权力替代形式；其次，在管理过程中，科室重构成本核算的激励作用，将职工工作的积极性与货币的获取量相关联，于是成本核算在科室运行中逐渐衍生成创收行为，各个科室在保本的基础上，想方设法追求更多的绩效。

（一）绩效的基础：保成本

公立医院成本核算第一要务是对科室的成本管理，即会按月向各科室

127

收回运营成本，以激励科室职工的工作积极性。因此各个科室运营中，首先要面对挣回成本的迫切需求，这就要求对科室发生成本做到心中有数。在公立医院正常运行中，科室成本相对固定：其一，各科室收治病人病种相对固定，病种一定则治疗程序固定，收费浮动范围固定；其二，固定资产和人员相对固定，虽然人员因晋升会发生薪酬变动，但人员晋升周期较长，基本处于稳定；其三，收治病人数相对固定，各科室床位数一般限定，没有突发外力因素，科室技术水平在一定周期内也较为稳定，因此患者数量基本稳定。在上述各个因素的共同作用下，各科室负责人（一般为主任或护士长）会对科室内部成本做出预估，最终以收治病人数和病人花费数为量化标准，与科室内医生的工作量捆绑，可以分解成以下两个过程：一是成本货币化与患者收费关联的过程。成本货币化由公立医院中行政职能科室，如财务科、设备科、后勤科、信息科等相关科室测算完成，这些职能科室会对科室内部各类成本进行货币化处理，这就为各个科室控制成本、核算成本提供了货币依据。因此公立医院十分明确每个科室的固定成本和变动成本，以清晰呈现每个月将会收取的成本货币，并将这些货币量统计后下发给各个科室，这也成为科室进行工作量计划和分派的基础性参考。二是患者收费与医生工作量关联的过程。医生是患者服务的执行者，一个患者住院后，会有指定的主管医生，该主管医生负责管理患者的日常治疗，包括采集并书写病历、查房、观察病情、组织会诊、通知出入院等所有医疗日常工作，这即是医生口中的管病人。

基于上述分析可知，一个科室患者的数量及平均收费变动基本在一定区间内，在成本货币量明确后，各科室很容易将自身成本货币量与本科室患者平均收费相关联，折算出成本量和患者数量、收费之间的关系，并委托科室内各住院医生执行，这样即可确保运营收费能落实到人并确保满足成本支出。这一做法被广泛应用于各类科室：新成立科室在成本一定的条件下，对患者数量和收费估计参考值有限，会按月进行预估，逐渐建立起成本核算应对体系；较为成熟的科室则游刃有余，对成本核算和分配都较为稳定；临床、检查、检验科室都需要成本核算。

新成立的科室。痔Ⅲ科成立于2016年，是岐黄医院历史最短的科室，其主任白蜜作为中青年干部，她认为在建科之初，开展工作最大的困难是学算账："以前只是普通医生的时候，只需要管自己的病人，现在做了主任责任就大了，要养活一个科室的人，虽然我还是不太会算账，你知道这对于一个医生来说确实很难，总是搞不清楚财务科下发的一些分配比例，但这是必须学会的。"而她认为算账中首先要弄清楚的是，一个月收多少病人就够成本了，现阶段她对患者数量的估计还不稳定，但会按照该方法不断测算。因为是新建科室，病人数量并不稳定，白蜜还会采取一些方法规避成本风险，以应对下个月的成本风险。

较为成熟的科室。痔Ⅱ科在岐黄医院已有30多年的历史，在当地是小有名气的专科，也是国家级重点专科建设项目，但是在成本核算的桎梏中，依然无法逃脱算账的制约。因建科历史长，科室内部运营已经趋于稳定，因此笔者在痔Ⅱ科访谈过程中，其科内医生会非常准确地说："我们每个大夫，每个月收9—10个病人，基本上科室就够成本了。"科内住院医生白鼓在访谈中说："主任不光是对收治病人的数量有规定，在收费上也有明确的安排。这样，我们在做治疗的时候也就心中有数了，不会给科室拖后腿。"影像科主任茯苓也表示，每个月要核算做了多少次检查，这样才能清楚够不够科室的设备折旧。在院周会上，白前曾多次强调各临床科室要提高开单检查的意识，以增加其收益。

患者数量差异较大的科室。这类科室控制成本的办法有所差异，如患者数量较多的科室，会加快患者周转率，尽可能多地为新入院患者留出病床；患者数量较少的科室（技术水平差距或者病种差异都有），则会通过延长病人的住院时间来提高床位利用率，保证科室收入。最为典型的是岐黄医院的痔科，在不断发展中扩展为三个病区，科室规模由30张床位扩大为180张床位，因区域内该类疾病患者总量基本恒定，因此分为三个病区后，每个病区的痔科患者数量不再像一个病区时人满为患。故在病区增多、病床增加、患者数量不变的情况下，痔科降低病床周转率，变相增加收费。虽然同一疾病的住院天数增加与治疗方案的变化也存在相关，但是患者数量减少是其中不可忽视的原因。

保本才能生存，这是各科室在运营过程中为自身设定的底线，而成本的货币化清晰地显示出成本与患者收费和患者数量的关系，这一关系依赖医生的诊疗服务执行并落实，因此医生的工作量成为分解和量化这一关系的媒介，故在公立医院、科室及医生之间形成了链条，将成本、患者收费和医生工作量相互关联，科室创收的基本条件就完成了（见图5.4）。

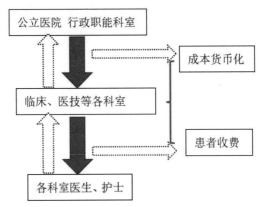

图5.4 成本核算框架下科室的保本机制

（二）绩效的核心：优化收费结构

公立医院的收入几乎全部依赖于对患者的服务，因此对患者的收费即为公立医院的收入。据患者住院收费清单可知，医院的收入分为检查、检验、药费和治疗费四大部分，虽然各部分收入都将累积计入公立医院的总收入，但是在成本核算框架下，因每一部分收入的利润不尽相同，甚至差别巨大，因此收入结构成为公立医院关注的焦点。如岐黄医院财务科科长芜菱所言："100块钱检查费、100块钱治疗费、100块钱药费，含金量是不一样的，哪个多、哪个少所有医院都清楚得很。"公立医院最终希望达到的收费结构是：药占比小，检查、检验适中，劳务性收入大，这样就能达到病人费用恒定的情况下，医生多挣钱，医院多结余的目的。

1. 治疗费偏好及其影响

偏好和利益是制度的产物，制度的制定和运行过程会以多种方式改变行为主体的偏好。治疗费是指者在住院期间，所入科室在不需要其他科室辅助的情况下，单独为其提供的一切治疗项目所产生的费用，不含药品，如静脉采血、静脉输液、康复、理疗、手术等治疗项目的收费，一般为医护人员的劳务性收入。各家医院都存在治疗费偏好，其根本原因是治疗费利润高，与其他几项收入相比又具有数量弹性大、实施时间跨度大等比较优势。治疗费用的占比是衡量一家医院经营质量的核心指标。在调研期间，笔者发现公立医院将治疗费占比高的患者定义为含金量高的患者，可见在公立医院的收入中治疗费的价值之大。

　　笔者随机抽取了两份住院周期不同、住院科室不同、住院费用不同的费用清单，比较其中治疗费在总费用中的占比，可见患者崔进和李桃的治疗费在总费用中占比分别位列第一、第二位（见表 5.5）。

表 5.5　岐黄医院患者各类收费项目及在总费用中的占比比较

姓名	科室	住院周期（天）	总费用（元）	收费项目及占比											
				西成药（元/%）		中药（元/%）		检查费（元/%）		检验费（元/%）		治疗费（元/%）		其他（元/%）	
崔进	内二	15	8117.95	2889.03	36	164.43	2	515	6	699.36	8	3387.3	42	462.83	6
李桃	内三	28	10158.48	2803.98	28	726.8	7	1960	19	1461.62	14	2336.4	23	869.68	9

数据来源：笔者调研，2017 年 7 月

　　治疗费偏好直接影响着公立医院对科室的政策导向。在岐黄医院的成本核算方案中，可以看出公立医院对科室治疗费的返还力度最大，在科室内部所发生的治疗费用，全部计入科室收入，成为核算收入。

　　岐黄医院 2016 年的成本核算方案中，为平衡医院学科发展，提升医院的整体服务能力，着力鼓励外科系列的发展。在成本核算方案中，外科手术费全部归科室所有，医院在此基础上，还要做一台手术奖励 100 元。岐黄医院分管业务的副院长柴胡认为，手术的利润大，所以开展手术有利于医院的长远发展，必须鼓励。对于现阶段手术科室的运行，医院是赔钱的，

而医院从哪里来钱补助手术科室，还是从其他营利更高的科室获得。

治疗费用偏好激励医生为患者增加治疗服务。因为治疗费的高利润，各个临床科室不断增加治疗项目，在必需的治疗项目外增加可做可不做的项目，对可用可不用的患者一律都实施。

笔者在痔Ⅱ科调研过程中，翻看在院患者的病历，都有坐浴、熏洗、微波等治疗项目，其医嘱如复制过的一样。这些像流水线一样的治疗项目，到底是每个病人都需要，还是所有治疗项目流程化后强加给病人？笔者在对科室医生的访谈中，得到了答案，住院医生白苏说："2008 年我来的时候，一个病人的花费是 1500—2000 元，现在已经到了 6000—7000 元。手术费其实一直没有涨，还是 2009 年的标准，去年涨了些，但也就几百，但是医疗费怎么涨起来的呢？就是加大治疗，坐浴、烤红外线、针灸、艾灸、微波、中频治疗仪理疗等这些都是后来不断加上来的项目，这些以前都没有。"在岐黄医院的上级医院省级同类科室也是同样的现象，在上级医院完成同类手术患者需要花费 15000 元，是岐黄医院的 2 倍，但是手术费定价基本趋同，就是治疗费的叠加。在总费用增长的前提下，药占比空间加大，药费也大幅上涨，从上级医院完成手术回来的患者说："光痔疮栓就开了 5 种，用也用不完，还在那扔着，住院忙得不行，一会儿做这个治疗时间到了，一会儿做那个治疗时间到了，就是没空好好休息。"

治疗费用偏好促使科室不断更新治疗仪器。科室对治疗费的刚性需求引导其不断更新治疗仪器，新仪器的使用对已有治疗项目起到整合和更新的作用：有的仪器可以一次性叠加几项已有的治疗项目，有的仪器可以扩展治疗功能。

传统治疗项目定价低廉，而依托新仪器开展的新项目收费较高，科室更倾向于扩充新项目，以获取更多的利润（见表 5.6）。

表 5.6 岐黄医院某患者治疗项目收费清单

项目名称		规格	单价（元）	数量（次）	金额（元）
传统项目	静脉采血	次	3	1	3
	静脉输液两瓶以上加收	瓶	1	1	14
	静脉输液	组	9	14	126
	电脑血糖监测	每试验项目	9	1	9
新项目	穴位贴敷	每个穴位	23	56	1288
	药物罐	单罐	9	20	180
	电针	5 个穴位	21	84	1764

数据来源：笔者调研，2017 年 7 月

岐黄医院 2017 年一年引进了近 50 项新技术，该院为了提高治疗费的占比，在成本方案中鼓励新技术、新项目的运用。科室在外出学习和培训中，看到新项目会上报医院，而与新项目相关联的一定是购置新仪器。医院会经过论证后在很短的周期内为科室采购相关设备、仪器，并提供培训便利，并与医保、科室、设备等相关部门协商新项目的收费标准，以便于科室尽早开展新的治疗项目。

笔者在对岐黄医院 2016 年和 2017 年两次调研的比较中发现，在 2016 年风靡各个科室的艾灸盒已于 2017 年经悄然退出，取而代之的是一种新的熏艾仪器——悬灸仪。通过对医务人员的不断询问了解到，该仪器因为是一种新仪器，没有直接的治疗费用定价，但是其功能除了艾灸外，还有红外线功能，这就大大增加了收费的口径，因为艾灸一次为 3 元，而红外线收费按部位收一次一个部位为 9 元，因悬灸仪治疗覆盖面积远远大于艾灸盒，每次至少可以覆盖 2 个部位，做一次悬灸仪的收费为 18 元 +3 元 =21 元，是普通艾灸项目的 7 倍，因此各个科室全部替换了艾灸盒，理由是艾灸盒烟含有焦油成分，容易让患者呼吸道产生不适感。

从上述案例可见，政府定价低的治疗项目会被科室不断更新替换掉，尤其是定价低操作烦琐的项目，在各个科室几乎已经不见踪迹，例如在定价表中可见的传统治疗项目：针灸、拔罐、艾灸、艾炷灸、隔姜灸等。调

研期间，笔者没有看到一例临床应用患者，医生坦言："类似需要全程看护的项目我们不会做，没那么多时间，关键也挣不了钱，比如说这种隔姜灸，半个小时看护病人，这在现代化医院里怎么可能做到，我们一般只给学生带教、检查的时候做个展示，不可能对其他患者展开，其他患者来了医生提都不会提有这些项目，现在大部分开展的都是机器做的项目了。"

治疗费偏好促使科室以商业手段营销其治疗项目。科室为了向患者推广其治疗项目，会联合厂家、商家以商业促销手段——买赠方式，增加患者的自主项目消费行为。

冬病夏治是岐黄医院呼吸科近年来兴起的特色治疗项目，该治疗项目的实施方法是，在三伏期间每伏的第一天，由医生选定穴位为患者进行中药贴敷，一共贴3次药，每人每次选穴9个。该治疗方法历史悠久，据呼吸科对规律来贴敷患者的调查结果表明，冬病夏治三伏贴对老年性慢性支气管炎、支气管炎、哮喘有确切的疗效。因此每年到了三伏天，会有大量市民前往该科室排队贴敷。为了迎合其治疗需求，岐黄医院会在冬病夏治期间，不断在电视台、电台和报纸滚动播放大量广告。在此基础上，科室为了加大营销力度，还会自主引入商业化的营销手段。笔者在冬病夏治贴敷现场，请老病号对呼吸科的商业营销手段做了简要的回顾："以往每年呼吸科做三伏贴都会用不同的优惠来吸引更多的市民，比如去年是一次性交够3次贴敷的钱，就可免费体验一次耳穴压豆疗法，再往前还有过足额缴费后有小礼品赠送。今年的活动力度更大，他们与金冠超市（当地著名的连锁超市）合作，凭100元面值的超市购物小票，就能免费贴药一次。"

2. 取消药品加成、药占比式微及其影响

新医改后，政府对公立医院取消药品加成，控制药占比低于30%，试图通过降低药品的价格来控制医疗费用的增长。事实上，在公立医院运行中，药品一直都不是主要的利润来源，因此取消药品加成以及药占比的式微对医院收入影响甚微，故对患者的医疗费用控制效果并不显著。岐黄医院院长地龙对药占比的认知："政府要求药占比不能超过30%，其实越低对公立医院越好，因为药品的利润并不高，过去药品的利润平均在15%，也就是 100 元钱的药，医院才能挣 15 元，这个比例本来就很少，基本上是医疗运营中利润最低的比例。公立医院也不想给药企打工！这个政策很好，这和医院的运行机制相符。"

2004 年岐黄医院领导层已意识到要想优化收入结构，就必须控制药占比，当时岐黄医院的药占比高达 50%。在控制药占比之初，岐黄医院领导层经过了激烈的讨论，在该院 2004 年院长办公会议的记录中，有多次对削减药占比支持和反对的争论。反对削减药占比一方的代表观点是："卖药挣的钱难道不是钱吗？揽到篮子里面的都是菜，你不让他（科室）开药，其他费用也上不去，还不如让他开药呢。"支持一方的代表观点是："不控制药占比，医院不过是丢了西瓜捡了芝麻，会导致恶性循环。如果不控制药占比，他（科室）永远不会积极地想其他办法，到头来咱们就只是给药商打工！"在药品加成 15% 的时期，经过多次争论后，岐黄医院出台的成本核算方案中，原来药费收入的 10% 返还科室，调整为 5% 返还科室；中药因加成较高为 25%，利润空间相对较大，因此没有继续紧缩，保持 15% 给科室。同时，治疗费全部返还并且按照治疗项目的基础费用，医院对治疗项目实行适度奖励，如一项治疗项目定价为 5 元，执行后医院会奖励 3 元。岐黄医院财务科科长芜菱解释奖励的原因："奖励是为了让科室形成治疗惯性，惯性形成后再将奖励降下来，因为量足够的时候，我们就不需要再激励了。"岐黄医院坚持控制药占对其收益带来了一些短暂性的负面影响：影响医院的收入提升速度，因医院大力控制药品收入，导致药品收入急速降低，治疗费用的提高因为临床科室经验不足，较为缓慢，因此在初期与同等级医院的竞争中处于劣势；严重影响了医生的积极性，控制药占比直接影响着医生的处方量，医生有怨言；影响了医保基数，但是这样做是值得的，因为医院挣的钱多了。岐黄医院从 2004 启动的这项策略与新医改规定不谋而合，因此在新医改中没有经历削减药占比的阵痛，反而实现平稳过渡，而三级公立医院因科室的抵制，绝大多数药占比超标。在政府取消药品加成后，药品无销售利润，公立医院开始加大力度推动削减药占比的进程。

从上述案例可见，药占比控制的相关主体为公立医院、科室和药品供应商，但各个主体从药品销售中获得的利益大不相同，因此对控制药占比表现出的行动逻辑也不尽相同，甚或相悖。

公立医院主导控制药占比。公立医院层面控制药占比的目的，是以削减药占比的方式，控制收费结构中的药费占比，从而激励增加治疗费，优化收费结构，进而通过治疗费的提升获得更多的利润。公立医院会通过各种管理手段调控药占比，使其在规定的范围内。如岐黄医院信息科每个月会通过科室上传的费用信息，协助其分析药占比等数据，在药占比预警前上报医务科，医务科会下到科室通过检查病历、个别谈话或者短期驻科等方法协助科室调整。笔者在调研中发现，药品加成被取消后，岐黄医院所在省份多家大型综合性公立医院不再开设门诊药房，门诊医生只开处方，告知患者药品的商品名、规格，患者在公立医院商业药房随意购药。由此可见，药品加成的取消和药占比的约束，使得药房对公立医院的依附性进一步削弱。笔者在岐黄医院调研中，药房主任黄芪也表示："现在医院的西成药已经没有利润了，所以很多医院都不设药房了。为什么我们的药房还存在着，就是中药加成还没有取消，中药房仍然有利润，否则我这个药房主任都不好意思当了。没有利润，医院给药房的奖金还是按原来的核算方式，我们也很感谢医院。"

临床科室不支持控制药占比。临床科室反对控制药占比的主要原因是具有处方权的医生与药品供应商之间存在复杂的关系。

（1）药企的公关。医生们曾经一度与药企走得比较近，笔者在岐黄医院调研期间，职能科室和药房都反映了曾有这样的问题。岐黄医院院感科主任沉香，负责管控院内抗生素的合理使用，她说："从临床用药上可以看出一些端倪，比如说在检查中，我会发现一段时间内所有科室都用一种品名的阿莫西林，过一段时间又集中到另外一种，这么步调一致的用药和撤药，难道还说明不了问题吗？"调研中，笔者也发现了一个特殊案例。在岐黄医院抗生素头孢曲松与无水头孢曲松价格相差50倍，且据该院专业药剂师分析，两种药的效果相差无几，但是据药品出库量统计，价格低的头孢曲松用量极其微小，而价格昂贵的无水头孢曲松的用量巨大。

取消药品加成、控制药占比，使得公立医院的药品利润被挤压，但是这些政策并未触及药品定价与成本之间的利润空间。药企和医生之间的复杂关系，伴随政策环境的变化也在不断发生变化。

第一，传统方式是统方—提成模式。医药代表（一般为药品的二级代理商）通过在药房统方，获得医生开具针对性药品的处方数量，而后按比例核算其回扣金额。科室进行二级分配会有所区别，有的科室由科主任统筹进行二次分配，有的科室医药代表直接联系处方签字人，无须经过科主任。不同药品、不同厂家对医生的公关方式是不同的。

第二，新型方式是学术营销模式。在药品回扣不断被媒体曝光，引起公众愤怒，政府不断加强监管后，药企改变了传统的利益交易方式。为规避监管，药企成立或者委托第三方，如会务、广告公司或各类学会，不定期举办与其药品供给学科相关的高端学术会议。药企以资助者身份向第三方公司提供赞助，承包会议所有费用，包括与会专家（药品供给的主要科主任）的机票、食宿、参观考察、礼品、奖金等全部费用，将回扣合理化。

学术营销还拓宽了药企的营销渠道，在上游形成了学会办会、药企赞助、专家参会的启动模式，在此模式中医药代表与专家有机会进行面对面的交流，在会议结束后医药代表与专家形成长久联系，而后再转入学会办会、药企赞助、专家参会的回馈模式，在这一系列的会议与平时的互动中，药企、会务公司、学会、专家形成了稳固的利益链条。这一链条的不断加固，也使得价格低的药品在公立医院再也没有与患者见面的机会，而药品的灰市却因此不断引入新的成员，利益交换悄然蔓延。

（2）临床科室行动策略。在医院控制药占比的压力与药品灰市利益的诱惑中，掌握处方权的临床医生，以规避药占比处罚的同时获得药品回扣的灰色收入为行动准则。在这一行动准则的指导下，临床医生并没有采取少开药的行动策略去应对控制药占比，而是采取以药费为基准核算患者收费结构的行动办法。岐黄医院医生白苏具体解释了临床医生的这一做法："如果药占比规定是30%，那么先看给患者做多少药品，比如做了3000元的药，那么就必须配着开出来7000元的检查、检验和治疗费，这样收费结构才能合理。"同时，控制药占比也产生了溢出效应，即临床医生一旦用药必须在治疗方案里加上治疗和检查费，以符合药占比的指标控制。

药品供应商极力反对控制药占比。控制药占比直接导致药品的销量减少，这关系着药商的利益，因此药商成为药占比的坚决捍卫者。笔者对一位国内著名中药颗粒剂药企（该药企产品供应岐黄医院）的大区经理访谈时，他说："公司对我们有严格的业务量考核，因连续两个月岐黄医院没有完成公司所定的任务，我个人被罚款1万元。如果下个月业务量再上不来的话，就得想想办法了。"

公立医院层面极力控制药占比，而科室及医生被药品回扣诱惑，药企作为市场的参与者更有着营利的诉求，因此控制药占比无法真正将患者的医疗费用降下来，医生控制药占比的底线是在规定的标准上下浮动，绝不会主动削减药品用量。控制药占比只是为医生的药品创收行动加了一条高压线，而在此线下，医生会通过患者住院时间长短、病情轻重等条件互相协调药品用量，还会凭借医患信息不对称为患者选择有回扣空间的药品，这些手段在控制药占比的掩盖下，成为无法根除的药品创收行为。

三、谨慎行医：多重制度压力下的医生行为

新制度主义批判固有的原子化个体行动主义的社会行为解释，而是强调脉络的重要性。在这里，脉络所指为制度，即制度是个体行动的结构性制约因素（河连燮，2014）。如前所述市场化改革后，公立医院内部和外部的制度环境都发生了显著改变，这些制度环境的变化对医生的行为产生了直接影响：医生在传统的治疗—康复—收费的行医逻辑中，加注了规避风险等制度约束，从而使医生的行医行为越来越谨慎。

（一）规避风险：应对医疗环境的外部压力

医生在行医过程中为了规避风险，形成公关式行医，这一行动是制度缺失和制度压力共生下医生的被动选择。以下以岐黄医院案例，分析一下公关式谨慎行医产生的动机和原因。

公关式行医是制度缺失和制度压力下医生的被动选择。岐黄医院内科

是针对慢性病治疗的科室，是该院组织管理和经济效益较好的科室。2017年开放床位 80 张，共有职工 26 人，其中医生 18 人，包括主任医师 6 人、副主任医师 10 人、住院医师 2 人，护士 8 人，年收入 1836 万元，连年荣获三八红旗岗、巾帼文明示范岗、优秀科室、青年文明号等荣誉称号，该科主任每年都收到患者大量的锦旗、表扬信，连续 5 年蝉联岐黄医院事业单位年终考核第一名。该科非常注重和谐医患关系的构建，成为全院医疗服务的范例。内科在医患关系的构建中，采取了公关的方式，逐渐形成了公关式行医的集体行动，收到较好成效。

1. 公关式行医内涵

公关在学科领域分为两大类：传播型公关和关系型公关，关系型公关包括关系管理、社会关系、关系策略等内涵（陈先红，2017）。医生对患者的公关属于关系型公关，即医生通过自身各种行动与患者构建起良好的互动关系，从而达到有效管控患者的目的。医生与患者构建互动关系的场域，并不局限于医院，而是发生在多种场域之中，甚至会进入私人领域。同时，这种医患关系的效用发挥，也并非只在医疗活动中，而是会扩散到主体所在的更为广泛的其他社会活动当中。

2. 公关式行医背景

公关式行医并非传统医患关系的核心，我国传统行医方式倡导"若有疾厄来求救者，不得问其贵贱贫富，长幼妍媸，怨亲善友，华夷愚智，普通一等，皆如至亲之想"。意为医生对患者要一视同仁，积极救治，如亲人般对待患者。当前，由于医患关系紧张，暴力伤医事件屡见诸媒体，家属在医疗事故中索赔额度畸高等事实，导致医生对患者采取识别防备、拓展私人关系等额外的公关策略方式，构建起公关行医的医患关系模式。

3. 公关式行医方式

公关式行医发生在医患互动的全过程中，集中体现在两个层次：一个是日常公关，另一个是危机公关。

（1）日常公关。内科日常公关的典范是医生白术。白术 38 岁，临床医学硕士学位，副主任医师，从医 11 年，在岐黄医院以会与患者沟通闻名。

他在行医过程中不仅没有收到过投诉，还经常受到患者的表扬，在新员工培训中曾多次主讲医患关系专题。笔者观察白术医生及其同事的工作日常，可以看到医生对患者日常公关的具体方式，大致分为两个步骤：第一步识别患者，第二步深入公关。

第一步识别患者。"出师门的时候，我的老先生嘱咐我，看病首先要评判人，再评判方案，最后再评判病。就是要先看收治他的成本和风险有多大，其次才是方案成本，最后再说治疗的问题。这一切都基于这样的判断：看这个人能不能收，值不值得收，一旦出了事好不好应付。我建议我们都应该按照这个顺序来看病。"这是白术在该院新员工入职培训讲座中的一段话。这一段讲话反映出日常公关行医的第一步：识别患者。医生在识别患者时分为多个层次：首先，是相面识人。岐黄医院院长地龙曾在院周会时讲述了一件小事，他在结束行政查房回办公室途中时，看到一个患者将没有熄灭的烟头扔在地上，他就善意提醒患者，请其将烟头扔进垃圾桶，但是患者当时情绪非常暴躁，并大声指责他多管闲事。地龙当即表示歉意，并帮助其将烟头熄灭后扔进垃圾桶。讲述这件事情之后，地龙提醒在座的临床主任和护士长："相比较患者的人身安全，医生的人身安全同等重要，如果遇到态度蛮横、说话很凶的患者就礼貌地拒绝收治，千万不要引起冲突，伤害自身安全。"看起来不好惹的人，医生会慎重收治。

其次，是病情识人。为避免风险，医生会对患者病情进行初步判断，遇到危急重症患者，超出救治能力或病情不明朗的，医生会直接建议转诊到上级医院，不再进行尝试治疗，而对稍有风险的患者，主任会对其家属进行前置谈话。笔者调研期间，内三科收治了一名酮症酸中毒患者，患者昏迷，病情十分凶险，但因为多次在该科住院，已经建立起较好的信任关系，主任同意收治。抢救的同时主任与其家属进行了充分的前置谈话："我了解你们是来惯了咱们科室，信任我们，所以这次也送来了。我们也对病人情况很了解，但是你要知道这个情况是非常危险的，即使你去上级医院也不能保证就给你治好。所以你们要有所准备，病人年龄也不小了，我们当然会尽力救治，但是你们也要明白医生绝对不是万能的，我们走一步看一步。

如果你们认可，我们就继续实施抢救。"在患者家属签下同意书后，抢救继续进行。

最后，是制度识人。制度识人主要是在医疗保险的制度框架下，医生对患者进行分类和识别。医生在医疗保险制度下需对患者进行多重分类识别：其一，根据参保类型确认患者身份。当前我国医疗保险种类较多，存在新农合、城市居民医保和城市职工医保等多类医疗保险类型。因为每一种报销类型用药目录都不同，因此医生在收治时就要对患者参保类型进行清晰的分辨，以防错用目录外药物，增加患者医疗负担，引起患者不满，从而导致赔款或暴力事件。其二，根据医保补偿额度确认收治与否。现阶段医保部门对公立医院城市职工医保患者采取总额预付的补偿方式，即根据上年该院的总收费确定当年的补偿金额。如 2017 年岐黄医院的职工医保定额管理指标是 2640.3 万元，公立医院内部医保相关行政职能科室会对各个科分派这一补偿金额，内科的总额预付指标是 230 万元，上半年已经基本完成了定额任务，因此下半年医生收治职工医保类型患者就不再积极。其三，根据次均费用筛选病人。岐黄医院 2017 年出院人数为 4062 人，医保部门确定该院患者的次均费用为 6500 元。该院医保办按月考核各临床医生的次均费用执行情况，并且考核与医生奖金直接挂钩，因此平衡次均费用成为医生挑选患者的一个重要条件。笔者调研当月，白术曾收治了一个较复杂的慢性病老病号，在预计医疗费用可能突破次均费用的前提下，白术医生在出诊时收了几个病情较轻的患者，以拉低科室整体的次均费用。

第二步深入公关。识别患者的目的是厘清哪些患者可以收，哪些患者不能收，哪些患者要这样治疗，哪些患者要那样治疗。接下来医生会对收治的目标患者进行深入公关，公关的直接目的是拉近与患者的关系，有利于医疗活动的顺利开展，而终极目的是规避风险，即一旦发生医疗纠纷，医生会利用关系争取患者最大限度的理解。

医生深入公关的具体策略是对其更为耐心、给予更多的时间和关怀。深入公关的目的，有些是因为病情需要，也有一些是医生的老病号。白术医生对收治的病人大多都会进行深入公关，维系良好的关系。

　　笔者调研某日上午，白术医生在住院部医生办公室值班，这时进来一位60多岁的女性患者。该患者并非住院患者，但是在住院部医生办公室直接来找白术医生就诊，可见是白术已经熟悉的老病号。患者自称也没有什么严重的病，只是想让白术医生开些中药调理一下，于是就坐在白术医生的旁边。在此过程中，患者不停地向白术倾诉她的个人史，从小时候与父母的生活细节，讲到青年时期插队到农村如何辛苦地挣工分，因为那一阶段繁重的体力劳动，落下了一身的毛病。她还非常详细地陈述了当时的心理状态："要强""不愿意给别人添麻烦""争第一"等。随后，她又讲述其子女的成长、父亲去世。她想接母亲来家中居住，多尽孝心，而讲到遭遇丈夫强烈反对时，竟然呜咽起来，白术医生适时地为其递上了纸巾。除此之外，白术医生全程一边写病历一边听，这一过程持续了一小时十几分钟。最终，患者拿上处方离开，对医生表达了感谢。

　　在此过程中，白术医生表现出了足够的耐心，即使在患者主诉完全脱离病情时，白术也并没有打断患者，而是任其自由发挥，讲述各个阶段的经历，而患者在面向医生充分释放后，也表示非常满意。后笔者具体了解了这位患者的来历，她是白术医生按照医院的行政安排在社区老年大学开展讲座时认识的。在开展系列讲座过程中，患者就对白术医生非常崇拜，之后家里人生病都来白术这里咨询，并且把身边有相关疾病的亲戚朋友都介绍到白术这里来看病。白术曾表达过他对患者公关的目的："一人一家，一次一生。"意为病人只要来一次，以后大病小病就都想来咨询，而病人一个人来看病后，全家都对医生产生了信任，白术认为这是他做医生的目标。

　　患者的依从度是指患者对医生治疗方案的采纳与执行程度，提高患者依从度是医生行医行为的关键要素，而深入公关能直接拉近医患之间的感情，在医患之间建立起信任关系，这无疑将会对患者依从度的提高起到积极的作用，而患者依从度的提高与医生行医行为的安全感与主动性成正相关。医生白前的说法代表了医生群体的感受："那种特别信赖我的患者，相对而言我好控制一些，那我自己也就安全一些，一旦有个小差错、小失误，这类患者就比较好说话，还是可以通融的。"感情公关是基础。为规避风险，医生还会对患者实施技术和制度约束，如加大诊断性检查、强化知情权管理等，这些方式都以公关为基础。

（2）危机公关。医患之间的危机公关主要针对医疗事故。在处置医疗事故时，很难要求患者进入法律程序，患者家属因痛失亲人处于弱势地位，经常以医闹、静坐等行为干扰医院的正常诊疗秩序，向医院索取高额的经济赔偿，故公立医院以及医生在应对医疗事故时非常被动，规避风险能力极其脆弱，导致医生不得不依赖公关方式抵御可能的伤害。

岐黄医院 2013 年和 2015 年两次经历较大规模的医闹事件，患者家属以拉横幅、堵门诊大门、在门诊大厅摆设灵堂、打砸医生办公室等行为向医院索取高额赔偿。岐黄医院两次给付了巨额赔偿，之后在院内出台了一系列医疗事故相关的责任制度。按照岐黄医院的规定，医疗事故的赔偿全部由科室自行消化，其中科室承担 60%，个人承担 40%。2016 年内科陈皮医生发生了一起医疗事故，由于医生漏诊，导致患者病情延误而病故。这次事故因处理妥当没有造成任何舆论压力，这得益于内科的公关工作。

患者丁某是内科的老病号，每年都会来科里住一段时间院。科主任和陈皮医生日常公关做得非常扎实，对患者及家属热情周到，治疗效果也不错，已经形成了较为稳定的关系。事故发生后，科主任即刻到场，并一刻不离病床实施抢救，善后工作做得细致入微，得到家属的谅解。因此家属对陈皮医生虽然有怨言，但是并没有采取激烈的方式，只要求赔偿 15 万元。在主任和家属的多次协商下，最终赔偿 13 万元。陈皮医生为了挽回影响承担了全责，以扣罚个人奖金的方式承担了全部赔偿。

13 万元虽然不是天价赔偿，但是对于一个医生而言也算高额赔偿，截至笔者调研结束，陈皮医生的奖金仍然用于赔款。科室内医生在回忆这起事故时无不表露出无奈，他们认为陈皮医生的今天或许就是他们的明天，任何一次赔偿都将会对医生个人造成无法承担的经济损失，但同时他们也表示庆幸，正是因为日常公关和危机公关做得较好，患者家属没有闹到医院，没有采取暴力行为，没有提出高额赔偿，成为不幸中的万幸。

通过笔者对内科构建和谐医患关系的案例描述，不难发现医生在行动过程中具有特殊的动机，也正是这些动机构筑了公关式行医的条件。

规避风险是公关行医的首要动机。医生对患者的日常公关是对可能发生的医疗事故的前置干预，医生对患者的日常公关目的是建立起"忠实客户群体"，当患者进入这一序列时，一旦发生医疗事故，医生相对可控：小型的医疗事故可以通过沟通消融，而对于较大的医疗事故，则可以通过和谈降低赔偿额度，降低承受暴力的风险。日常公关是危机公关的铺垫，而危机公关以日常公关为基础，二者相辅相成。当医疗事故发生时，即危机爆发时，医生通过日常公关积累的情感资源，更容易与患者达成谈判机制，从而通过谈判缓和冲突，进而解决问题和获得谅解。消解收费是公关行医的另一个突出动机。患者成为"忠实客户"即成为医生可控资源，这一可控性不仅在医疗事故发生时起作用，而且在日常消解收费中也发挥着重要作用。医生可以通过与"忠实客户"协商平衡次均费用，解决额外收费等。

医生形成公关式谨慎行医，既有制度缺失的原因，也有制度压力的原因：

制度缺失。张静（2016）认为社会环境对道德适用有着至关重要的影响，她认为小群体道德无法自然升华为匿名大社会的普遍道德需求。当前，医患双方所处的社会环境发生了根本性转变，由从前的熟人社会转变为更广阔的、现代的、陌生人的社会，如岐黄医院从之前的职工医院转变为市级公立医院。在这种社会环境中，仅仅靠小群体传统道德约束无法满足医患之间的需求，即在陌生的身份复杂的患者与医生之间已经无法建立起对大医精诚、悬壶济世等医疗道德的共同认知和相互信任，而是需要有制度规则增加医者和患者对各自行动后果的预见性认知，并将医患双方认知限制在统一的制度设计中。当前，因这类制度严重缺失，缺乏制度保护的医生会策略性改变医疗行为以规避可能发生的风险，以一对一公关方式构建熟人关系，以庇护在制度缺失中的医生群体。反观自2015年，《刑法修正案（九）》正式将医闹行为入刑后，各地医闹开始逐渐减少，可见制度对行为的约束力之大。

制度压力。制度会在无形中形塑个体的行为，让个体的行为越来越趋向于制度要求和制度标准，医生个体在行医过程中会受到多种制度压力。成本核算的制度压力令医生不得不与患者通过公关搞好关系，一方面消化对患者可能的溢出性收费，另一方面在可控范围内平衡次均费用。岐黄医院医疗事故的赔偿制度规定，一旦发生医疗事故，医生个人将承担大部分赔偿。该制度的本意是强化医生在行医过程中的责任意识和从业态度，但也令制度执行者医生背负了更大的行医压力，为避免偏差的发生，医生不得不采取预防性措施——公关，以规避可能的风险。故在制度强制下，临床医生也不得不去搞关系行医。

（二）医患共谋：应对医疗保险的制约

医生在成本核算和规避风险压力下的谨慎行医策略，也是受医疗保险政策监督和制约的结果。因此医生在医疗保险制度的政策执行中与患者共谋，突破政策制约，以保障自身安全。

医保政策框架下的医患共谋表现。医保政策框架下的医患共谋表现，其焦点仍然是医疗收费。这一表现可分为医方主导型和患方主导型两种方式。医方主导型：医保政策对医方的套费和骗费等行为会进行严厉的经济制裁，并通过电话回访、入科直接检查等方法进行监督和管理。为了应对医保部门对患者的电话回访检查，医生不得不采用与患者共谋的方式规避监督。通过该路径达成的医患共谋即为医方主导型，这种共谋模式表现出暗示性：一种情况为医生暗示患者帮忙，如白术曾讲过一个案例："医生如果和病人熟悉了之后，病人也会帮医生的忙。前一段我觉得我这个月任务比较紧张，我就跟一个我的老病号建议，让他这个月拿个血糖仪。他是需要的，但是原本可以往后推一推，但是他听了我的建议，也就早一点拿了仪器。"还比如一些费用较高的门诊检查，门诊大夫也会建议患者办住院后再做，以帮助患者省钱。岐黄医院影像科主任茯苓说："门诊做 CT 的比例一直在下降，基本上考虑到病情需要做 CT，医生都会建议患者住院吧，要不检查费这么高，经济负担就有点重了。"

另一种情况是协助患者转嫁费用，降低患者的自费金额。如在岐黄医院床位费医保的报销额度是 9 元 / 天，如果患者入住双人间，则其床位费为37元／天，这样住双人间的患者理应每天自付床位费28元，但是医生会用惩费的方式，为患者转嫁这部分自付费用，即患者床位费计为9元／天，剩下的28元计入治疗费。这样一来，患者免于自付床位费，而同时科室的治疗费提高了。这就需要医生详细告知患者所计入的治疗项目，以便在医保部门电话回访时，不会露馅。

患方主导型的医患共谋则会表现出明显的公开性，即患者公开要求医生对其实施额外的治疗，以享用更多的医疗服务并套取更多的医保费用。

> 痔科大夫白前说："在和病人谈话时，经常会听到病人跟我说，大夫你省什么省，有什么治疗都给我上上，我又不花你的钱，就怕你没有项目，我什么项目都能上，都想体验一下。"大夫在公关做得好的情况下，也会遇到很多懂事儿的患者。一天晚间，我与白前医生一起值班，他在写病历时，有患者到医生办公室找他，并向他公开表示："大夫，你们是真辛苦啊，我看你这挣几个钱真心不容易。没事，你有啥解决不了的都能从我的费里走，我是医保，没事，放心用。"白前说："这种是拿医保主动讨好医生的，还有住在一个病房的病人会互相比较，比如说我觉得想给他少做个治疗，少收点费，他看见同病房的病人做的时候，就会质问你，你为啥给他做不给我做，都是一样的病人，为什么偏心？没办法，我就给他全用上，他就高兴了，觉得大夫一视同仁了吧。"
>
> ——摘自笔者调研笔记白前访谈录

医患共谋突破医保规制的原因。显然促使医生与患者合谋的动因是医生面临成本核算的压力，迫于需要想多收费早点完成任务而采取的被动行为，因此在医生中有些过激的声音在为医患共谋找理由："不这样做不挣钱，药费零差价，你挣什么钱；护理费非常低，挣不了钱。医院怎么活呢？说给医务人员涨工资，这钱从哪来，还不是自己挣，谁白给？一毛钱都是自己挣来的。"这些声音反映出共谋发生的医方的某些因素。患者的共谋行为则是基于对属于自己的医保要"保尽其用"，即希望最大限度地使用个人医保的考虑。

其实，医患双方合谋的产生，隐含着双方的一个共识：这么做，谁都不伤害。正如张静（2016）所表述的那样，人们认为这么做虽然违规，但是也没损害谁，没有具体的受益者。如果进一步探讨，不这么做又会怎样呢？白前医生的话，可以代表多数医患的答案："医生可以给你省，但是省也省不到自己账上，省了以后医院也挣不到钱，病人也拿不上钱，所以医生和患者都不同意省钱。有贵的就不用便宜的，有好的就不用普通的，只要医保报销，就是你好我好大家好！医保本来是保基本的，但是现在病人和医生都认为是天上掉馅儿饼，不吃白不吃。"

这一潜在的共识是医患共谋产生的根本原因。医保政策在公立医院的场域中，虽然保障了患者的就医需求，却未能激励出医保相关主体的道德行为，因为道德行为维护的是公共利益，是确定性、信任和原则等抽象的、没有具体主体的利益，即便看到了中间暗含着自身的利益，那也是远期的或未知的利益，与当下的利益相比微不足道。因此一味地依靠检查、监督、处罚等行政手段扼制医患共谋是滞后的，也是勉强的。只有建立在社会共同对公共利益和社会伦理的守护条件上，才能完全解决这个问题。当前，对医患共谋突破医保制度约束的认识中，医生面临的成本核算压力是其直接原因。

公立医院在编制和单位制等行政化结构下仍然产生溢出公益性的行为，并且在成本核算和医疗环境下趋于复杂化。这种机制像一个上紧了发条的机械装置，不断释放着动能。政府期望通过行政的力量干预这些动能的肆意释放，收效却不大。有些学者认为原因在于政府管得太多，但事实果真如此吗？到底是政府管得太多，还是政府没有管好，这是完全不同的两个解释路径，在理论上都可以站得住脚，但似乎都只能给出部分答案。而我们更希望厘清的是到底政府哪里管多了，哪里应该下力气管却没有管好。只有找到了这个问题的答案，才能真正解决公立医院治理困境。

小结

本章展开了对公立医院治理内部问题和挑战的论述，具体如下：

首先，是成本核算。公立医院成本核算是借鉴企业的管理方法，通过对科室进行全成本核算，避免浪费医疗资源，同时建立绩效分配制度，以激励职工的工作积极性，这与我国公立医院市场化改革的初衷完全相符。本章交代了公立医院成本核算的背景、原则和具体方法，成本核算的具体操作方法是对内部科室的成本货币化，再将其核算收入与成本相减得出结余，结余按比例提取成为科室奖金。在此过程中，核算收入及提奖比例涉及院科二级分配方案，也是成本核算中的重要内容。本章通过调研点一个科室的成本核算过程，详细展示了科室从成本到奖金的递送过程，及由此形成的院科利益结构的分化，展示了公立医院创收的制度起点。

其次，是绩效问题。公立医院与科室在成本核算框架下形成分化与共谋，科室在此基础上产生溢出公益性的行为。主要是为了保本，医院内部各科室以完成成本任务为基本目标。在保本的基础上，各科室参照成本核算中收费项目的院科二级核算分配方案，优化收费结构进行创收，因成本核算方案的治疗费科室分配比例较高，鼓励多治疗少开药，因此各科室在收治患者的过程中形成治疗费偏好，并由此产生以提高治疗费为目的创收机制。公立医院内部科室的竞争和合作成为创收的催化剂。由此，在成本核算框架下，公立医院产生以治疗费偏好为核心的溢出行为。

最后，是医生谨慎行医。公立医院的行动主体是医生，医生在成本核算、绩效考核、医患关系紧张等多重压力下产生谨慎行医的行为。为应对医患关系紧张规避风险，医生采取公关方式、加大诊断检查、强化患者知情权管理等方略。除此之外，还以医患共谋的策略突破医疗保险的政策制约，以保障自己行医的安全性。

新制度主义认为偏好是制度结构内生的产物，个体的偏好是在既有的制度脉络中生成的，被制度脉络所塑造，这些偏好嵌入社会经济结构中，而社会经济结构超越了行动者个体的掌控范围。制度脉络对个体偏好产生过滤作用，在制度的过滤作用下，行动者会清楚追求的目的以及实现目的的途径。本章所论证的公立医院治理内部问题的产生，即是在新制度主义视域下偏好产生的过程，这一过程并非医生个体或公立医院集体的主动尝试，而是在层层制度规约下形成的"这样的"而非"那样的"行为。

第六章　我国公立医院治理的路径探析

一、政府行政规制的主体体现

规制意为以规则和制度对经济主体或个人进行限制的行为（植草益，1992）。行政规制以维护市场的基本秩序为目的，基于行政规则对市场及市场中经济主体的活动予以干预（马英娟，2007）。在公立医院市场化治理过程中，政府放松行政管制，给予公立医院较大的自主权，以培育公立医院的自主成长和发育。同时，政府的行政规制确保公立医院在市场化进程中的公益属性，但是在实际运行中政府的行政规制没有达到预期效果。行政规制主要是对市场中的经济主体实施直接的行政干预（湛中乐，2009）。显然，政府对公立医院的行政规制是专门针对公立医院的经营属性，产生规制的前提是认为公立医院作为政府为国民提供基本公共医疗服务的执行机构，存在溢出的市场行为。公立医院则认为其经营属性的存在是由于政府投入不足，致使其需要用服务换取利润，维持生存。于是"政府投入的够吗"，成为公立医院对行政规制接受与否的焦点。

（一）政府投入的认知分歧

数据表明，公立医院的主要收入是依靠自己赚来的。2007 年，政府主办的公立医院总收入为 3754 亿元，其中的 285 亿元来自政府财政补助，仅占其总收入的 7.6%（孔祥金，2012）。新医改后，国家加大了对公立医院的投入。2009 年全国各级财政为新医改支出 3900 亿元，与 2008 年相比，政府投入增长了 30%（其中中央财政投入增长 40%)。"十一五"期间，政府、社会、个人三者负担的医疗费用在趋势上有了变化，政府的投入从 17% 增加到超过 27% ，社会投入从 29% 增加到 34% 左右，个人支付比例从最高的 52% 降到 38%（曹政，2010）。在公立医院层面，政府的补贴主要是对事业编制职工的人头费及基本建设、大型医疗设备的采购。很多学者认为，政府对公立医院的投入少是公立医院市场化的起点，在政府对公立医院投入是否足够的问题上，政府与公立医院存在不同的立场和认识。

政府的投入与公立医院的市场化息息相关，理论上如果投入足够，市场化调节则会减少；如果投入不够，则市场化手段会被过度运用。在公立医院的投入与市场化的关系中，政府与公立医院的认知存在分歧，政府坚持以公益性导向办公立医院，认为对公立医院的投入已经足够，公立医院却认为是政府的投入少，迫使公立医院走向逐利。

关于投入认知的分歧。"公立医院是具有公益性的，虽然是一个差额事业单位，但是基础设施、大件医疗设备是政府给买，土地都是免费用，人员工资的 50% 政府给，患者来看病也有医保，医院应该是没有问题的，怎么可能是市场化，我们从来没有把公立医院推向市场。"在笔者的访谈中，久安市分管文教、卫生的政府官员的说法，代表着地方政府对公立医院的态度，而公立医院并不这么认为，久安市最大的三甲公立医院思邈医院院长表示："政府一年给我们 2000 万，2000 万是什么概念，就是不够我们员工一个月的工资，如果医院不去找活路，怎么可能生存。"而完素医院院长说："我们医院政府一年给 1000 万，这算是财政比较好的政府，省里有其他地市的医院很少达到这个标准，有的甚至政府连一分钱都不给，财政没钱，就没有办法给。这些钱不够我们一年收入的 7%，我们自己想办法。"在西省走访的公立医院中，很多县级公立医院院长主张脱离政府，成为独立的法人实体，自负盈亏，理由是"给的钱不多，承担的责任还不少！"

由此可见，政府认为已经为公立医院提供了足以保障其公益性的经济基础，而公立医院认为政府的财政补贴远远不够生存，公立医院必须自谋生路。在这个问题中还值得关注的一点是，笔者在调研中发现，公立医院将政府拨付的人头费并没有按实际人头划拨到每个在编职工的工资中，这部分投入被公立医院整体掌控，用于医院的建设和发展。事实上，所有在编与非在编职工的工资都加入了成本核算，由科室来负担。这也就不难理解，有些对技术含量要求偏低的科室倾向于要非在编职工，因为成本低；也对医生们那些过激的声音，"这钱从哪来，还不是自己挣，谁白给？一毛钱都是自己挣来的"，有了更深切的认知。

关于市场化目标的分歧。关于政府投入的问题，政府与公立医院存在分歧，那么公立医院利用市场化手段运营，政府与公立医院是达成一致的，然而在这一市场化手段的目标问题上，政府与公立医院却存在分歧。

"公立医院不是市场化，因为医院的目标不是利润最大化，只是为了维持正常的运行，他们在运行中获得的收益，给医务人员发奖金，是为了调动医务人员的工作积极性，不需要向政府纳税。如果是像市场化那样的企业的话，那要考虑我这个产品如何降低成本，怎样能多卖钱，让更多的人买，降低成本和卖更多的钱是企业的两个主要运作方式，而我们政府主导的公立医院，是希望公立医院病人来能看病，而且病人越少越好，花费越少越好，我们在这两个方面都会控制。公立医院只能是从成本上往下降，才可以维持运行。"久安市政府官员的这一说法，在岐黄医院的《收费结构指标落实情况》表中被印证：政府规定医疗收入年增长率低于13%。如此，在政府看来，市场化手段的目的是控制公立医院成本，调动医务人员的工作积极性。

而公立医院内部运用市场化手段的目标，已经跳脱出政府的预期。虽然在公立医院领导层面认为，其成本核算是为了调动职工的积极性，同时也充分认可政府的期许，认为政府对公立医院只有国有资产保值、增值的要求，并没有要求增值的具体程度，甚至政府规定只要有结余就可以发绩效工资，也就是通常所说的奖金，但是当成本核算压力，一步步从医院管理层强加到每一个临床医生身上，成本核算的目的从成本控制逐渐演化成绩效的发放时，公立医院内部的科室就会产生各种各样的溢出行为。因为成本核算的考核，病人数量下降、收入减少都与员工个人的绩效发放密切相关，所以激励积极性在此只是过程，而绩效成为各个科室更直接的目的。就如岐黄医院行政办公区新进员工半夏所言："每天开晨会，我最关心的是今天住了多少个病人，是多了还是少了，因为这关系我这个月到底能领多少奖金。"如此看来，在公立医院市场化运行的过程中，对政府认为的病人数量和收入的两个核心指标，公立医院的目标已经与政府期许有所出入了。

这里，公立医院规避了这样一个事实：政府投入是公立医院的纯利润，因为公立医院获取利润都是有成本的，而政府投入是无成本的直接收益，按照公立医院一般的成本与利润比为 3∶7，而政府投入的资金比实际更多。例如岐黄医院 2016 年政府支付的人头费及各类专项资金共 2400 万元，实际上，公立医院获得的是 3429 万元的收益，而其 1.5 亿元的总收入，去掉成本也将贬值。如果按照这个比例算的话，政府对公立医院的投入并不是只占其总收入的 7%，而是更多。在这 2400 万元中，岐黄医院认为"除了人头费就都是专项资金，也没有多大的意思"。可见，公立医院不仅需要更多的投入，更希望自身对这些投入运用的自主权最大化，那么对这些自主权的渴望是否如政府所愿，只是为了调动职工积极性，就未尝可知了。

（二）行政规制效力

控制医疗费用无序上涨是政府对公立医院行政规制的首要目标，因此我国在医疗费用的行政规制上力度较大。以药品价格为例，2012 年国务院颁布《"十二五"期间深化医药卫生体制改革规划暨实施方案》，揭开了公立医院 20 多年以药养医的痼疾之伤疤（祝大兴，2014）。紧接着采取一系列措施，如取消公立医院药品加成、打击药品购销领域的商业贿赂行为，及 2017 年国务院办公厅 13 号文件中推行药品购销两票制，进一步压缩药品价格。那么药品价格在政府的行政干预下，最终降下来了吗？还要在公立医院寻找答案。

1. 普遍价高与价格飞涨

药品购销两票制是指药品从药厂到一级经销商开一次发票，经销商不得再继续转手，直接卖到医院再开一次发票，要求两次发票的金额一致，这就避免了药品流通环节的层层转手、层层加价，保障出厂价和医院的售价为同一价格。

在岐黄医院的药房，其负责人枳实说："现在医院确实是两票制了，两票制后厂家出库的价格就是医院的挂网价格，不在中间的医药公司再循环了。以前我们就不知道中间要进行多少环节才能挂网，现在医药公司给医院送货，带上厂家出库的税票，再带上医药公司的物流配送费发票，证明药品是一次性从医药公司到达了医院，不经过中间的其他环节。我们对价格一目了然。"

两票制斩断了药品流通链条上多个医药公司的利益传递，仅限一票也就是一个中间商，并且该中间商只能获取物流配送费，不能再加价销往公立医院，看似将药品加价的渠道彻底封堵了，然而两票制之后，大量的基础药却消失了。

在对岐黄医院医生的访谈中，笔者问及药品价格，临床医生的回答非常一致："我们也想给患者省点钱，但是现在没有便宜药可用了。"药房负责人枳实说："很多基础药没有厂家做了，知道挣不了钱，你看以前西地兰几毛钱，现在40多块钱一支，病人就这么用着，没办法。"而门诊患者的体会最为明显，因为门诊费用不在医保报销范围之内，门诊就诊人群主要以诊断、开药为目的，故药品价格占比较高。笔者在岐黄医院每天随机的门诊访谈中发现，门诊患者频繁对药贵产生抱怨。退休职工黄老因腱鞘囊肿在门诊就医，他对笔者反映："医生说我这个有点感染了，需要开药。我一辈子也没怎么生过病，不会看病，听医生的，结果去药房划价500多块钱。我回去又找大夫，能不能换点便宜药，感染了那就开点消炎药就行嘛。医生说那就是消炎药，消炎药就是这么贵，没有便宜的。我记得以前头疼脑热买点药也就块把钱，现在虽然说是刷医保卡了，咱也心疼啊，那也是国家的钱，这太贵了。我后来就没有取药，回家自己慢慢也能好！"

最为典型的是痔科手术的必备用药消痔灵，两票制之后，从7元飞涨到240元，中间还出现过长达三个月的断供。原因是两票制后，原来存在竞争的两个生产消痔灵的厂家，有一家没有竞标成功，另一家垄断了该药的销售，并且将核心原料全部垄断，在断供后，造成定价飞涨，并且一直没有回落的迹象。岐黄医院的枳实说："别看这么贵，这药还难进得很，进不上，不是啥时候想要啥时候就有呢。"

虽然在两票制之前，低价基础药不生产已经苗头初显，两票制之后大量低价药品不再生产，与该政策有着密切关系。伴随着政策的推进，很多医药公司无法生存，因为大部分药厂的销售需要主动寻求医药公司（有部分大型药厂有自己独立的销售体系）来做销售和推广。这就形成了药厂和医药公司的依存关系，一方面药厂如果生产的是在市场中利润更高、更有竞争力的药品，那就更有可能得到较好的医药公司的青睐，从而获得更多销售渠道，提升销量；另一方面医药公司如果经济实力雄厚，掌握更多公立医院的进货资源，那么也就更能取得药厂的信赖，从而使药厂将其更有竞争力的药品投放到医药公司，获得满意的销量。在此利益链条中，利润低的药品、实力较弱的医药公司便不可避免地被选择性淘汰，因为利润低的药品找不到合适的销售公司，而实力弱的销售公司无法拿到更高利润的药品，生存难以维系。

2. 医药公司与公立医院的关系

医药公司是药品经销商，公立医院实际上是通过医药公司进药。由此可见，公立医院是医药公司的大客户，每个医药公司都渴望有更多的公立医院成为其客户。因此公立医院在医药公司进药是不需要付款的，一般采取按周期结账的方式，有的公立医院则常年拖欠医药公司欠款，不要不给（见图 6.1）。但是医药公司从药厂进药需要按协议付款，如果现金付款，药厂付给医药公司的利润，返点相对较高，一般为 10%；如果协议在一个月或者三个月后付款，那么利润点则下降 1—3 个百分点，而通常情况下三个月内医药公司基本上完成结账。药厂对医药公司的返利一般情况为一年一次，药厂会综合考虑医药公司以下各个指标再确定返利多少：如正常付款情况、进货周期、销售额度、开发医院数量和范围等。显然，销售额度是最为核心的指标。两票制之后，虽然药厂与医药公司的利润空间紧缩，但是医药公司与公立医院的关系并没有改变，公立医院需要药品销售之后的医保回款作为周转资金，压医药公司的药款是公立医院的常规做法，压款周期上从 3—13 个月不等，这就迫使医药公司如果想拿到药厂更高的利润返点，就必须垫付药款。

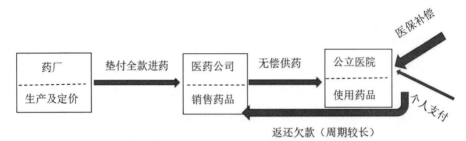

图 6.1 药品从生产企业到公立医院的流通过程

可见，两票制并没有改变公立医院与医药公司的关系，二者依然相互依存，只不过是去掉了 15% 的药品加成。医药公司为了长期维持与公立医院的关系，必然需要强大的经济实力，两票制击垮了很多医药公司。在当前经济实力较强的医药公司掌握着更多公立医院资源的趋势下，如果医药公司收益逐年递减的话，现存的医药公司中也将有一部分难以维持与公立医院的关系，剩余的医药公司是否会垄断市场，突破政府规制抬高药价，这将是隐藏的风险。

（三）公共服务责任规制滞后

公立医院作为服务公众的公共机构有其公共属性，这一公共属性不仅通过提供基本公共医疗服务保障大众健康来实现，而且其服务中产生的副产品也不容忽视，因为这些副产品一旦处理不当，就会对公共资源和公众造成极大的损害，但处理这些副产品需要耗费公立医院的大量成本。因此一旦失去行政强制，公立医院处理这些副产品的主动性势必下降，这就要求政府必须起主导作用。下面以医用污水和医疗垃圾处理为例，来展示行政强制的过程，以及在这个过程中行政力量的效用和失灵。

1. 规制遭遇专业信息壁垒

公立医院作为医疗专业技术部门，专业壁垒较强，其污水处理和垃圾处理也一样需要有专业背景，政府在监管中存在因专业知识缺乏而造成的管理不善。

久安市公立医院的污水处理是近几年才引起政府高度重视的，而且也并非针对医疗，是因为久安市创建文明城市加大了对环保方面的考核，公立医院的这一问题才被提上监管日程。监管该市公立医院污水排放的是久安市城区环保局，然而因为行政人员缺乏必要的医院感染管理相关知识，对医院污水处理缺乏管理经验，该问题一直没有恰当地被监管。岐黄医院院感科主任沉香说："在我2015年上任院感科主任之后，我才发现环保部门对我们的污水处理监督要求中，洗衣房用水是作为生活用水处理的，我就联合了几个大医院的院感科主任给环保局提意见，他们才明白医院的洗衣房和商业机构的洗衣房产生的污水是大不一样的，必须接受专业的污水处理。"此后，久安市环保部门才将公立医院洗衣房用水列入医用污水管理范畴，在此之前洗衣房用水都作为生活用水直接排放了。

2. 制度执行缺乏可操作性

政府在公立医院的医用垃圾回收管理中要求：公立医院处理化学垃圾，必须签订有资质的回收单位。岐黄医院面临的问题是，久安市全市没有一家具备资质的回收单位，该院只能和省里的一家有资质的单位签合同，这样每次回收垃圾，不仅要负担垃圾回收的费用，还要负担车辆的来回路费及燃油费。回收费用对医院来说也很贵，1公斤垃圾要收费100多元，这就导致岐黄医院在医疗垃圾处理问题上的政策执行变得极为被动，该院院感科主任沉香说："这么贵而且还这么麻烦，我们就不可能做到及时处理了。一般情况下，我们的原则是能不处理就不处理，能少处理就少处理，最后实在没办法了，检查的要来了，我们才会去处理。"分管医疗具体工作的副院长也表示："有政策没有配套制度，光是规范人、规范医院是做不了的，这不是依靠医生的自觉能办到的。我们也想办好，但是你看这就很难办好。"

调研中，沉香还带笔者去实地查看了医疗垃圾的指定存放点。在这个指定存放点，位置、设施等都是按照政府规定来建设的，但是安放在存放点的垃圾桶高度近1.2米，普通身高的男子尚且难以俯身取出垃圾，而在岐黄医院负责医疗垃圾运送和收管的卫生员是两个退休职工，年纪大、个子矮，根本够不着垃圾桶，而且俯身挖垃圾极易对操作人员造成针刺、划伤等医疗感染。因此每次收垃圾的时候，他们都会将垃圾桶扳倒，将垃圾全部摊在地上，装车运走。在问及是否会考虑换一种垃圾桶时，沉香说："上面配的就是这种垃圾桶，这是标准的，每家医院都用这个，所以不能换。"

关于医疗垃圾，岐黄医院做了严格的分类，分为利器、药品和其他，分装在不同颜色标注的桶里，并用专门的医疗垃圾袋盛放，防止利器划伤，但是来收垃圾的公司，在进行装载的时候，要二次倒出垃圾进行装车，在这个过程中，就将所有垃圾都混在一起了。久而久之，岐黄医院的垃圾回收桶就闲置了，所有的回收垃圾就堆在垃圾处理站，沉香说："要按照上面的要求掏出来装上车，我们需要雇用一个1.9米的工人，所以不可能，就只能摊在这里。来检查也只能这样，不然能怎么办呢？"

3. 制度监管存在延时性

岐黄医院从2017年才开始重视污水处理工作，购置了污水处理的新设备，由专门的科室负责。在此之前，污水处理设备陈旧，并且只是在上级部门检查的时候开设备，没有常规的使用记录，仅仅是走个过场。如今污水处理被重视的原因是环保立法，政府环保部门检查趋向严格。笔者在对岐黄医院院感科主任沉香的访谈中得知，即使现在设备更新、检查严格，医院也做不到24小时开机，因为24小时开的话，包括水、电，还有消毒液成本，都是很大的开销。这些成本是不产生效益的成本，所以医院能压缩就压缩。在久安市的调研中，笔者发现公立医院普遍存在这种现象，如果没有政府强制，没有一家医院愿意做这种亏本生意。市级公立医院对污水处理如此被动，县级公立医院就更为滞后，久安市县一级公立医院从2017年才开始有了污水处理意识，在此之前县级医院的污水都等同于生活用水直接排放。被重视也是源于分级诊疗政策后，县级医院的医疗服务能力提高，政府相关部门对其开始严格要求。华佗医院赵院长表示："作为医务工作者，对污水处理都知道，但是政府不检查、不强制，我们不会主动去做，因为成本很高，不到万不得已我们不会做。"

可想而知，在2017年以前，一个年平均住院患者达5000人的三级公立医院，排放污水一直都不达标，造成的公共危害到底有多大不得而知，并且这种行为竟然无人监管、无人问责，值得反思！而医疗垃圾的处理也让人胆战心惊。

> 负责科室的保洁公司阿姨在与笔者攀谈中聊到医疗垃圾的分类和处理时说："现在卫生员的收入没有以前高了，以前我们都能卖瓶子，你知道那个输液瓶是很挣钱的，好多人来收，我们都卖。一个几毛钱吧，但是多啊，你像我在外科还没有内科收得多，但也够补贴点，内科那就更发财了。其实换了输液包不再用瓶子，我们也还卖过输液包的，还有输液器。这些都是好塑料，外面有人来收的，后来医院就控制了，说是有污染不让我们卖了。我们不懂，我们哪里懂，你看我们科连着行政办公区，那边的那个卫生员经常卖报纸、卖废纸，我们都见得着，那我们就卖这些垃圾，还不一样吗？护理部主任教育我们，卖这个是做没良心的事，因为那些收的人收了这些塑料都去卖给玩具小作坊，做小孩玩具了，小孩子要是把这些东西吃到嘴里，那可不得了。最后还是查得严格了，我们就不敢卖了，怕丢了这份工作。"
>
> ——摘自笔者调研笔记卫生院访谈录

在政府责任的盲区，隐藏着无处不在的利益窗口，这些利益的诱惑会吞噬人们的道德底线，更何况在专业壁垒面前，普通人并不知道医疗垃圾是不能交易的物品，不能等同于废报纸和废书。在没有道德衡量的尺度下，这种暗中交易更加肆无忌惮。政府责任的迟到和乏力，会让交易一直延续，甚至不断扩散。

二、政府行政规制的挑战

当前，政府以医保部门作为行政规制的代表机构与公立医院展开谈判，目的是强调控制成本，但是作为规制者的政府在与被规制者公立医院谈判时处于相对劣势地位，规制效果仍未达到预期。

（一）控费困难

政府医保部门对公立医院的规制目的是控制成本，在操作中主要是对医疗价格的控制，即所谓控费。近年来，各地医保行政部门探索对公立医院的支付方式，从单一支付方式向复合支付方式转变，采取多种手段规范管理，加强控制，如建立医保目录以单病种付费、总额预付、日间手术、门诊特殊慢性病管理等多种方式控制公立医院的收费标准以及费用涨幅。其中，总额预付和单病种付费两种方式对公立医院的影响较大，会促使医疗机构产生控制成本的内生动力。公立医院在按照医保定价标准执行的过程中，依然会通过各种方式突破医保部门的规制。

1. 拒绝执行

2017 年初，久安市医保中心与各家公立医院签订协议，意欲对公立医院控费。各家公立医院认为，协议中所定医疗条款严重低于运营成本，如果执行将带来公立医院亏损。于是，该市大型公立医院医保办主任联合去该市医保中心申诉，拒绝签署拟定协议，要求医保中心修改条款，医保中心没有让步，说："这就是政策，你们能干就干，不能干别干。"在谈判未取得成效的前提下，各家公立医院当年拒绝与医保中心签署协议。

在岐黄医院，医保办公室主任刺五加说："2017 年前半年，我们医院只执行了两个单病种付费，因为这两个病种能挣点钱，其他都没法执行，强推也推不下去。"就医保中心规定单病种付费的执行，笔者在各个科室走访时，了解到各科都没有开展单病种付费的意向，理由为科室一旦执行单病种付费就不挣钱。以痔科为例，根据《2016 年久安市单病种（共 110种）住院纳入补偿最高限额标准》规定，纳入单病种收费的手术为四类，分别是序号为 K60.200 的肛裂，手术治疗最高补偿限额标准为 2500 元；序号为 K184.201 的混合痔，普通手术治疗最高补偿限额标准为 3000 元，行 PPH 手术为 6500 元；序号为 K60.300 的肛瘘，手术治疗最高补偿限额标准为 4000 元；序号为 K61.001 的肛周脓肿，手术治疗最高补偿限额标准为 4000 元。痔科主任白蜜对笔者分析了科室平常运行手术的粗略收费价格："一个病人住院准备手术，不管什么手术，一般检查费下来最少在 500

元左右，手术时的麻醉 500 元，手术费 500 元，加上住院各种治疗下来大概 3000 元。这样算下来，如果是肛裂手术，我们是赔钱的；还有这个混合痔，规定 3000 元，普通手术后病人是要住院两周的，这算下来也得 6000 元，3000 元我们执行不了。"因此在久安市医保办意欲以单病种付费而达到控费目的的医保政策流于形式，各家公立医院集体抗衡，没有一家医院按照最高补偿限额标准去执行。

2. 逾越医保

政府医保部门规定公立医院在运行中所有开展项目必须以《省级医疗服务项目价格》为标准，该标准由各省物价局和卫生厅共同出台，医保部门的各项控费检查也以该价格为参考。套费则是指公立医院所开展项目在《省级医疗服务项目价格》中没有该项目的内容及定价，而公立医院参照相似或相近的项目价格对患者实施替代性收费的行为。套费是医保部门严格禁止的套保行为。近年来，随着医保监督和处罚力度的不断加大，各家公立医院套费的情况有所改观，但是也存在以更为隐蔽的手段和打擦边球的方式套费的情况。

笔者在以康复科闻名的南省公立医院——杏花医院调研时发现，该院逾越医保部门的行政规制，已经成为院科两级的组织化行为，即科室如果开展新项目在《省级医疗服务项目价格》中找不到对应项，则上报给院级相关部门，由医院层面组织相关职能科室经研讨后，指导科室明确收费项目和收费具体程序，对患者进行收费。因为该学科较为前沿，该院开展的新项目层出不穷，因此在公立医院层面形成了两本账：一本是公立医院实际的发生账目，另一本是在医保部门检查时上交的账目。该院还专门成立了医保政策解读科，以确保对医保政策进行深入、透彻了解，然后再有针对性地安排医保工作。深入了解医保政策，一方面可以规避医保处罚，另一方面是突破政策空隙，显然两个方面公立医院都非常重视，正如岐黄医院内科主任青蒿所言："医保扣费，那扣的可是科里的纯利润，了不得的，所以哪个医院都在想办法。"

以杏花医院康复科套费为例，我们可以详细地了解逾越医保行为的过程。如杏花医院对康复病人开展 PT 治疗和手功能治疗，但是这两种治疗项目在《省级医疗服务项目价格》中没有相应的收费标准，因此在院方的统一安排下，将这两个项目套用《省级医疗服务项目价格》中的偏瘫肢体康复项目，收费标准为 57 元。院内康复治疗的大夫一看到下医嘱为偏瘫肢体康复，就知道是做这两个项目，而医保部门并不知晓。岐黄医院颈椎病科的针刀治疗项目也遭遇这样的窘境，该科自主以针灸项目套费，在医保检查中屡屡被质询，但是因为申请项目定价周期很长，岐黄医院已经连续3 年为该项目申请定价，并未得到省物价局和卫生厅的批复。2017 年笔者曾参与久安市东垣医院妇产科新项目向国家发改委申请定价的工作，半年后随访，该科主任答复，并没有得到任何批复，并对批复周期很不乐观，认为 3 年内批下来算是正常。据了解，在多家公立医院开展的新项目较为容易得到审批，而一些特殊科室的特殊项目很难得到批复，在申报、批复等环节上没有明确的周期规定，往往周期都很长，公立医院只能选择套费作为权宜之计。

3. 变通收费

变通收费是指公立医院在《省级医疗服务项目价格》规定的标准下，认为规定标准太低，营利太少或无法营利，就通过变通的方法突破价格限制，以增加利润，这种变通的办法在门诊患者和住院患者中都会出现。

笔者以岐黄医院门诊慢病医保管理中糖尿病的管理为例，进一步解析公立医院门诊变通收费的过程。国家医保相关部门对门诊慢性病的管理办法是：特殊慢性病参保人员，在定点医疗机构门诊进行检查、购药时，对符合特殊慢性病审批方案的医疗费用，参保人员个人负担 30%，其余部门由定点医疗机构与当地医疗保险经办机构采用定额和项目两种方式结算。符合特殊慢性病审批方案的医疗费用超出统筹基金最高支付限额的，进入大额补充医疗保险，大额补充医疗保险基金支付 70%，个人负担 30%。以糖尿病为例，久安市医保中心根据该规定，对糖尿病门诊慢性病定额 300元，即一个糖尿病病人在门诊检查、购药，每月医保只报销 300 元，如患者当月门诊慢性病购药花费 1000 元，按照医保的相关规定病人需要支付其中的 30%，医保负责支付其余的 70%。也就是说，病人自付 300 元，而医保补偿 700 元，但是门诊慢性病医保定额管理后，医保部门只负担 300 元封顶，那么空缺的 400 元则由医院支付。这一政策实施后，久安市各家公立医院都无法从糖尿病慢性病医保报销中赚到钱，还有的医院因这一个慢性病病种，两个月之内赔了十几万元。岐黄医院医保办公室主任刺五加说："这种门诊慢性病定额付费和医保总额预付一样，都对医院不利，医院赔钱很厉害，医保倒是省下了钱。"

在公立医院连续因此赔钱后，各家公立医院开始想对策突破政策限制。岐黄医院采取的是激励政策，因医保中心对慢性病的补偿是按季度、按病种核算，即一个季度统一拨付一次同一病种慢性病病人的补偿款，据此岐黄医院的具体办法是将全部病人按病种分配到相应科室实行科室归口管理（在此之前，内科病人有分散到不同内科病区的情况），各个科室管好与自己科运营相关的几个病种。如果科室门诊管理慢性病过程中，为患者设计的购药方案合理，省下了钱（医保定额补偿有结余）都归科室，医院不参与核算；如果赔钱（总量高于医保定额补偿），则由科室自行负担。医保办公室主任刺五加说："临床科室会想出办法来。"很快，分管糖尿病的科室就将门诊慢性病患者的购药方案基本压到 300 元以下。如果遇到病情较重的患者，药费突破定额，则会向患者宣教，政府已经给你报销了 300 元，其余的就自付现金吧。科里还派出专门的医生负责门诊慢性病的开药，以保证不超过医保定额补偿的数额。这样一来，分管糖尿病门诊慢性病的科室每个季度都会结余 3—4 万元，再没有赔过钱。其他门诊慢性病的管理科室，也没有再发生过超额的情况。

住院患者在医保补偿框架下的变通收费也经常发生。以中省悬壶医院康复科为例，该省医保中心规定康复患者的住院周期为 20 天，而悬壶医院康复科为了突破住院天数限制，将一个住院患者的住院过程分成三个阶段：第一阶段住院 20 天（医保）；第二阶段办出院，再办一次住院住 10 天（患者自费）；第三阶段办出院，再办一次住院住 20 天（医保）。这样变通的方式就突破了医保的住院天数限制，一个患者的住院日从 20 天提高到 50 天，而患者自费比也降到最低，患者也表示理解。但是患者 3 次入院，需要 3 次入院必需的检查、化验等项目流程，每一次的检查、检验项目收费都在 2000 元左右，但对于患者而言并不具备任何诊断价值，这无疑是对医保基金的浪费。

（二）多头管理的相互掣肘

医保部门对公立医院的控费难，其原因是多方面的，其中多头管理是医保部门组织内部产生的主要原因。截至笔者调研结束，已有 17 个省明确表示城乡居民医保，统一由人社部门管理（杨燕绥，2019）。医保部门的管理体制归属到人社部门是大趋势，因为我国建立的基本医疗保险制度，核心是通过医保筹资，改革医疗服务供给模式，使其走向市场化和社会化，引导医疗资源合理配置（朱恒鹏，2016）。而整个医疗保险体系的整合与我国社会保障息息相关，因此由一个统一的部门管理是趋势。但是医保部门管理体制归属从卫生部门到财政部门再到人社部门经过了长期变迁，有的地市中间甚至有过多次反复更迭，因此地市级医保局存在新老管家谁说了都算的遗留问题。

1. 策出多门：多头管理遗留问题

因受多个上级部门管理，导致医保政策的出台通道不再唯一，甚至可能出现一个问题由两个部门同时出台政策的情况。

久安市单病种付费就先后有两个文件出台，这两个文件一个由发改部门、卫计部门联合发出，另一个由人社部门出台，致使同一类别的城乡居民单病种付费出现两个版本：久安市发改收费发〔2017〕458 号《关于久安市公立医院实行部分按病种收（付）费及有关问题的通知》和久安市人社发〔2017〕152 号《关于继续做好城乡居民基本医疗保险分级诊疗及重大疾病保障病种单病种定额付费工作的通知》。两个版本的通知分别列出 109 个病种施行单病种付费，疾病名称不同、报销比例不同、起付线不同。

久安市的单病种付费还有一个显著的不同：对城镇职工身份和城镇居民身份的两类患者分别制定了不同的单病种付费标准和实施方案，两个方案中可支付项目、限制用药、自费项目、意外伤害患者的补偿等细节管理存在差别。这两种身份的患者在医保的起付线、支付标准、报销比例、报销最高限额的规定完全不同，由不同管理归属的城镇居民保险与新农合合并后的遗留问题引起。

2. 辨病先辨人：被增加的医生行政工作量

管理部门职能的重合，导致医保政策的政出多门，而公立医院和医务人员作为执行终端，需要照单全收，按章履行所有下发文件、通知要求，这就无形中加大了医生的行政工作量。

笔者在岐黄院的观察也证实了这一点，主管医生在问诊时要花费额外的时间反复确认患者的医疗保险身份，下医嘱时也要不断查阅各种文件、通知，对照相关项目表格选择药品以确保患者用药、治疗手段等在报销目录内。一旦出错，医生需要后续花费大量时间与患者沟通费用的支付问题。岐黄医院急诊科医生白桑在为患者治疗期间，因忽略了患者的医保身份，为患者开出了700多元非医保目录内药品，患者在出院结账时发现后，坚决拒绝付钱，并扬言是医生为了回扣开出的天价药品，要向媒体曝光白桑医生。在科室、医生个人与该患者多次协商都难以平息其怨愤情绪的情况下，白桑只好自掏腰包为患者支付了这700多元。

多头管理不仅导致了政策口径不统一，而且无形中增加了公立医院临床医生的工作量。可见，政府医保部门组织内部的协调统一，是医保政策得以执行的重要因素。

（三）谈判效果不佳

医保控费难不仅与医保部门组织内部不能协调一致相关，而且与医保部门和公立医院之间的权力互动关系相关。现阶段，我国医保部门主要通过协商谈判、双方签署协议的方式对公立医院进行规制，所以谈判成为政府行政规制的主要路径，而在互动过程中多种因素影响着双方谈判的结果，这些因素包括：医保部门作为政府代表有行政规制权力，与公立医院在互动过程中的常规执行权力产生冲突；医保部门作为行政机关，其医学专业知识欠缺，与公立医院产生信息不对称；医保部门本身缺乏监管，其工作流程不透明，遭到公立医院诟病产生谈判误区；医保部门与公立医院作为谈判的双方，因共同利益关系在互动中会产生角色转移。以下笔者透过这些互动关系的博弈，探析医保部门与公立医院谈判过程的权力互动，从而揭示医保控费难的原因（见表6.1）。

表6.1 影响医保部门与公立医院谈判的因素

影响因素	医保部门	公立医院
权力类型	行政规制权力	日常执行权力
信息构成	专业化信息欠缺	专业信息充分
外部监管	无	被医保部门监管
谈判角色	协商式	关系式

1. 行政规制权力与日常执行权力的冲突

韦伯（1978）对官僚制与君主的权力关系做出过精辟论述，他认为只有现代专业化的官僚才能够有效地与专制君主抗衡，因为他们可以无视君主这样一个业余官僚。政府医保部门与公立医院之间的权力关系与此类似，公立医院经过长足的发展已经具有规模化、专业化和现代化的特征，而医保中心成立滞后于公立医院，其规制的具体工作方法仍在探索中，因此医保中心虽然有着政府赋予的行政规制权力，但是与公立医院日常执行权力仍会发生冲突。

（1）行政规制权力的弱化。在控费过程中公立医院拒绝与医保中心签协议，以及在日常医保政策执行过程中，以统一不执行、套费、变通等方式不断对抗其行政规制权力。笔者以医保中心单病种付费的规制权力在公立医院的执行过程，阐释医保中心行政规制权力被公立医院削弱的过程。

单病种付费在国际上统称为疾病诊断组付费方式，是根据不同疾病组确定不同的支付标准。单病种付费的目的是期望通过科学合理的测算，对常见病和多发病采取规定的、流程化的治疗措施，缩减公立医院在临床医治过程中，过度检查和过度医疗的空间。在我国现阶段的单病种付费方式中没有考虑到并发症的情况，一种单病种付费方式只针对一种疾病，未形成诊断组，如久安市规定有并发症的单病种则不再划分为单病种付费。

这也就为执行该项政策的公立医院提供了钻空子的机会。如华佗医院副院长所说："哪个来住院的病人还不是带着一身病来的，要是按照医保中心那个单病种，那都把病人耽搁了。"为了抗拒单病种付费政策，久安市各家医院医保办公室在指导临床医生开诊断时，要求临床医生最少写两个病名，输入两个诊断。一方面公立医院认为医保中心制定的政策并不合理，没有经过实地调研，没有征求医院的意见，收费太低，无法执行；另一方面单病种付费在执行过程中会给临床医生会带来额外的工作量。久安市近几年开始在总额预付的基础上叠加单病种付费，要求医保定点医疗机构岐黄医院成为试点执行的定点医院，共计 300 多种单病种付费的疾病，每一种单病种付费疾病收费的区间在 3000—7000 元，临床医生不仅要牢记总额预付中规定的次均费用 6500 元，而且要记住各种疾病的单病种付费金额，在避开这些高压线的前提下，采取治疗措施。

实施单病种付费在国家层面和医疗机构层面存在动力差。国家希望通过单病种付费严格控费，达到降低治疗费用的目的，而医生认为在没有明确规定服务流程的前提下单病种付费显然束缚了他们的手脚，执行并不主动，加之医生都是专业技术人员，强制背诵各个病种的收费、用药目录等内容，他们是有抵触情绪的，导致医生被动执行，想尽办法突破约束。这就如同孔飞力（2014）所讲，伴随规则而来的是可预期性和标准化，但是同时规则也限制着运用规则的人们的自由。当医生发现束手束脚时，反感的情绪会促成瓦解的动因。

（2）行政规制权力的滞后性。医保中心作为政府部门有着行政机构固有的缺点，最为突出的是行政权力的滞后性。这一权力的滞后性与公立医院的日常执行权力产生冲突，对公立医院的正常运行形成障碍，也就导致了公立医院采取突破行政权力的行为。这一行政权力的滞后性与公立医院的冲突主要表现在两个方面：

其一，监管公立医院所使用的制度标准滞后。上文所提到的 2017 年久安市下发到各家公立医院的单病种付费标准，医保中心采用的是国家 2002 年的标准，已经严重滞后于医院的服务、收费标准。久安市各家公立医院执行的医疗价格标准是 2005 年的版本，行政定价在价格的公益性上固然有其优势，但是对于医疗价格更新，行政部门显然缺乏主动性，而严重滞后的价格标准也是公立医院不断采取替代策略、突破定价的重要因素。

其二，纳入医保定价范围的医疗项目及价格滞后。行政定价滞后于临床医疗技术的研发，同时医保对药品品类的纳入也滞后于药品在临床的运用。这就产生了临床医生对患者使用未纳入医保范畴却确有疗效的新特药时，都需要再三与患者沟通，也因此导致住院病人需要去门诊缴费的情况，医患都认为非常不便。由于行政定价滞后于新技术在临床的运用，公立医院也只能做出套费之举，而即便如此，新技术的发展往往会超越定价中的其他任何相关项目，导致公立医院新技术推展的困境，如前文所提康复科PT治疗，以前是由康复师进行治疗，而现在已经有大型医疗设备可以替代治疗，但是公立医院即使套费也只能一次收入十几元，这一定价对于昂贵的医疗设备而言，科室认为折旧和成本太高了。耗材的推陈出新极大地方便了临床的医疗工作，但是新的产品一定比旧的贵，这就导致收费困难，例如临床常用的PICC管现在已经变成PICC包，较之从前多了400元；原来的普通输液器已经被精密输液器取代，价格也是之前的20倍，而卫生、便捷的优点也十分明显。面对一个发展日新月异的行业，既要利于技术发展，又要价格便宜，是医保面临的两难困境。

在考量标准滞后和新技术项目纳入即定价滞后的前提下，公立医院通过行使日常执行权力寻找突破政策的空间，以获取规定之外的利益。

2.专业化信息的不对称

医疗的全过程都具有专业化的特征，因此行政与公立医院因专业化信息的不对称而形成的专业壁垒是双方谈判的障碍，也是公立医院突破控费机制的有力手段。以下通过重现医保中心检查组在岐黄医院进行年中常规检查的过程，质疑某科室中药涂擦医疗项目收费为套费时，检查组组长和该院医保办公室主任刺五加的一段对话，以此生动地展现双方专业知识落差对政策执行产生的影响。

刺五加："我专门在那个科去体验过这个项目（中药涂擦），

效果很好，不行你自己去感受一下。"

检查组组长："我不是说效果，我是说中药涂擦这个费用收得肯定不对。这种治疗应该属于性病科，是在皮肤上涂抹中药，皮肤病需要这样的涂药，我们在性病科见过这个治疗。"

刺五加："中药涂擦肯定是个普遍的治疗，你说得肯定不对，中药涂擦一定是个常规治疗，哪个科都能做。"

检查组组长："你原来没有啊，是这次检查才有的这个收费。"

刺五加："绝对不是，中药涂擦在我们医院都好长时间了，我绝对不是今年才有了这个项目，而且这个治疗也不是这一个科有吧，好多科室在用。"

检查组组长："就他们一个科，其他的科都没有，以前也没有，以前来检查我们从来没见过这个项目，而且这个治疗只在仲景医院性病科见过，全市我们就没见过，就你们这个科有这种治疗，绝对不是皮肤病用的。"

刺五加："你们一会儿可以去现场看一看，一看就知道了，绝对是这个样做的。"

检查组组长："我见过，我已经找过他们科护士长，就是调好的膏药在微波炉里热了以后，贴到固定的部位，拿灯烤。那就是你们随便弄点什么药在里面，我们也说不清，就是弄点红花油，我们也不知道啊！所以你们其实弄点项目收费还是很容易的。这个用完是扔了还是一直在用？"

刺五加："肯定是扔了，他们会在大盆里放药液，然后把纱布放进去，用的时候热了敷到患处，涂完了就扔掉了，下一次再重新涂擦。那我们现在很多科室做的治疗都是免费的，因为没有收费项目。"

检查组组长："这些有收费项目的还不够你们用吗？"

刺五加："当然不够。今天护理部还质问我们医保办，到底是谁管这个收费呢？我说我也不知道，我只能管你收了费以后医保能不能报销，其他我管不了，也不懂啊！她说好多项目不能收费，因为书上没有。"

在对话中，可以看出岐黄医院医保办公室主任剌五加面对检查组有关专业的质询，一直是胸有成竹，据理力争，而在她的攻势下，检查组因为缺乏足够的专业知识储备，仅凭经验判定，也不再追究。笔者在检查过后去追问检查结果时，也确定这个治疗项目最终被认可，没有按照套费被处罚。面对专业壁垒，医保检查组在检查过程中也无奈地对笔者表示："很多专业的东西，不太好办，比如说中药随便弄点什么药外用就能进行治疗，我们干预不了，不懂也就不好管理。另外，他们也拿住了我们的弱点，这次我们检查出来这个收费不合理，他们就去掉不做了，下次来了你还会发现他们又想出了新的其他的办法收费，层出不穷，我们应接不暇。"

不仅在医疗专业的信息上医保中心与公立医院存在信息不对称，在检查流程上也存在信息不对称。医保中心对公立医院的日常检查中包括对患者的电话回访，以确保患者确实接受了该项检查或者治疗，从而倒查科室的滥收费行为，然而公立医院会提前准备好迎检病历，并且安排科室对迎检病历中的住院患者，提前做电话回访，对有异议的项目事先告知患者如何作答，避免医保中心电话回访时发生错误。医生在行使日常执行权力中，与患者达成共谋的机会更多，因此在应对行政强制力的约束时，患者已经与医生结为同盟。

3. 从协商式谈判到关系式谈判

（1）协商式谈判的应然形式。对协商方式的明确规定，医保与公立医院的协商，明显地显示出协商式谈判的方式，这在双方协议的第六、七条中有明确的表述。第六条：总额预算。按照以收定支的原则，编制医疗保险统筹基金年度支出预算，包括医疗保险待遇支出、基金结余。在医疗保险待遇支出总额内根据定点医疗机构的支出水平，确定预算管理指标。第七条：定额管理。总额预付是指医保机构就一家医疗机构在一定时间内（一般为一年）的费用总额按照一定标准来支付（Hoffmeyer，1994）。总额预付是现阶段世界范围内普遍认可并运用的一种医保支付方式，一般按年计算，其目的是控制公立医院过度医疗产生的费用超常规快速增长。根据试行定点医疗机构的上年度出院数据及其服务能力等因素，测算该定点医疗机构年度定额管理的指标，通过医疗保险经办机构与定点医疗机构之间的协商谈判，制定各个试行定点医疗机构年度定额管理指标。

对奖励方式的明确规定，医保中心的原则是"总额预算、定额管理、按月预付、年终清算、超额分担、结余奖励"，在这些原则中尤以结余奖励对各医院的控费有着较高的诱导效能，意即如果本年度比上一年度的总体费用下降，医保会酌情对公立医院给予奖励。各家公立医院与久安市医疗保险管理服务中心所签订的《久安市基本医疗保险定点医疗机构服务协议》中，对未超出定额管理的公立医院有公开的奖励政策，具体方案如下：在年终清算时，如果未超出年度定额管理指标，奖励分为三种情况：第一，出院人次工作量超过上年度出院人次工作量且出院次均费用与上年度次均费用相比降低，则年终清算额＝年度定额管理指标额－年度统筹基金实际支付额，对年终清算额部分统筹基金奖励80%；第二，出院人次工作量未超过上年度出院人次工作量，出院次均费用比上年度降低，则年终清算额＝[年度定额管理指标额－（上年度出院人次－本年度出院人次）]× 上年度次均费用]－本年度统筹基金实际支出额对年终清算额部分统筹基金奖励60%；第三，出院人次工作量未超过上年度出院人次工作量但出院次均费用与上年度出院次均费用相比增加，则年终清算额＝本年度统筹基金实际支付额－[年度定额管理指标额－（上年度出院人次－本年度出院人次）× 上年度出院次均费用，超出部分在总额指标20%以内，则医保基金会对清算额部分进行分担，一般约为30%。

（2）协商式谈判的实然执行。久安市2011年试行总额预付，政策涵盖该市几家公立医院，其中仲景医院控费最为有效，在年终清算时该院收入比总额预付少了400万元。同时，患者的次均费用也降低，但是最终医保中心只象征性地奖励了仲景医院5万元，400万元与5万元的落差让各家公立医院明白，总额预付的奖励是靠不住的。与此同时，超出总额预付的公立医院虽然超出金额 200—500 万元各不相同，年终清算时各家医院都没有按规定被罚，只是象征性地处罚了几万元。岐黄医院医保办公室主任刺五加说："那一年要是奖罚分明，以后可能也就会按照规矩来，但是各家医院一看，奖的和罚的都是几万元，而超了几百万元的也就超了，哪里还有控费的动力，这就潜藏着即使超出总额预付的钱我们还是能要回来的，那我们为什么还要控费呢？"当年岐黄医院超额 200 万元，医院只负担了 3 万元。在笔者调研的 2017 年，岐黄医院的定额管理指标是 2640.3 万元，出院人次为 4062 人，次均费用为 6500 元。在实际执行中，岐黄医院在该年度超出定额指标 400 余万元，且久安市市级医保定点公立医疗机构全部超出预定指标，最高的一家超出了 800 多万元。据统计，久安市自 2011 年起施行城镇职工医保总额预付到 2017 年为止，只有 2016 年久安市各家公立医院因为超出总额预付被处罚，其中最高的一家医院被罚款 800 万元。其余年份都通过关系要了回来。

从医保制度的应然与执行的实然过程可见，由于医保部门自主性极大，且不存在合理的监督机制，在政策执行中协议式又赋予其较高的自我裁量空间，公立医院看到了与医保中心处好关系的利好。

（3）关系式谈判的形成基础。我国的总额预付政策带有明显的以收定支特征，以收定支不仅是指各地医保部门会根据过去一年的医保基金收入为各家定点医院限定额度，而且还指医保中心可以以当年的收入额度来自行裁决与各医疗机构的利益分配。这种以收定支决定总额额度及清算后双方分担比例的方式，深刻改变着医保中心与公立医院的协议式谈判过程。

在确立总额预算层面。协商式谈判的过程是基于医保中心和定点公立医院对上一年度住院人次、次均费用、收入总量等数据的精确计算，并预测下一年度公立医院可能溢出的收入，进行协商敲定最终协议。事实上，医保中心在对各家医院总额预算的执行中，主要依赖以收定支，即考虑上一年医保中心总的收入，再按照各家医院的差异，进行总额裁定，这个过程并不和公立医院进行协商。正如岐黄医保办公室主任刺五加所说："医保中心与各家医院定盘子，名义上是协议式管理，我们手里也有协议，但是医院根本没有参与到分配多少的商议中，只等下文件了才知道今年自家医院定了多少，我们（医院的医保办公室主任们）认为这是一种简单粗暴的管理办法。"也因此，总额预付总是以行政强制的性质自上而下压到公立医院身上，而且往往低于一家医院过去一年的费用。

在清算后双方分担比例层面。岐黄医院 2017 年在与医保中心的协商谈判中，被要求扣 19 万元（这里的扣是指医保中心对医院超出部分不予负担），理由是岐黄医院在年终清算中，超过了总额预付的额度 200 多万元，经过计算后需要被扣除 19 万元。医保中心给出的条件是扣除 19 万元，2018 年在总额预付中为该院加 500 万元，达到 2951 万元。在谈判中，岐黄医院方面要求 19 万元一分不能扣，并且 2018 年要加 50 万元总额预付，并最终达成协议。岐黄医院仅需要就此写一个情况说明作为达成协议的证明，具体内容是对不予负担超出总额预付金额的理由，如当年开办了新科室、病人数量增加等理由，将协议结果合理化。谈判后，笔者请教医保办公室主任刺五加，她说："他们今年有结余，不罚也没什么影响。这就是协议制,我们都知道哪家医院也不会扣,都有回旋的空间。你说是不是这样呢，别的医院都没扣，光扣我们医院，这不合理吧！"

同时，各家医保定点医疗机构，在与医保中心的谈判中，也会衡量各项费用在医院运行的实际情况，例如 2017 年东垣医院对医保中心提出增加次均费用的要求，理由是该院新成立了心脏介入科室，必然拉高患者次均费用，而岐黄医院并没有这么做，只是要求了总额预算的增加，因为其没有收费较高的新科室、新项目的开展，提高次均费用必然会引导临床医生继续为患者增加辅助性治疗，容易在医保日常检查中被查出太多问题而扣费。

由此可见，虽然医保中心的总额预付、次均费用等规定如同紧箍咒一样，对临床医生产生控费的效力，临床医生必须合理控制每个月的医保定额，并且对超出部分需进行月份平衡，对其造成严峻的挑战，但公立医院会在年底的清算中将超出的部分通过关系式谈判消化掉。显然，这种关系有效的前提是医保基金有结余，且医保中心有足够的自主权。

三、加强公立医院治理的行政再规制

如前所述，当前，在公立医院治理中行政规制没有达到预期效果，如何解决行政规制无效的问题成为关注的重点，并且笔者也不想仅止步于对公立医院的观察和描述，因为公立医院只是浩瀚市场化大潮中的一朵浪花，而是希望通过对公立医院治理过程中的治理变迁、治理格局、治理问题等不同层面的透析，探究在中国的市场化推进过程中，市场主体在制度变迁中的固守与适应，并希望从这些固守和适应中总结中国经验，找寻一般规律，试图思考和回应学界一直存在争议的一个理论问题：在市场经济中，市场与行政的边界到底在哪里？既然学者们都认同政府规制对市场的重要性，那么行政到底该如何规制？也期望这些回答，能为在行政化与市场化中徘徊与踟蹰的转型国家或者发展中国家带来一些有益的启发和帮助。

（一）中国市场化进程的特征

与西方市场经济国家相比，我国的市场化并非彻底的、完全的新自由主义视野下的市场化，即政府并没有完全退出，反而鲜明地体现着政府主导的特征，并且在政府主导的市场化过程中，市场化的主要策略是放松行政管制。因此可以将我国的市场化概括为两个主要特征：其一是体现政府主导，其二是放松行政管制。

1. 体现政府主导

我国市场化的政府主导特征从两个层面来展现：一是市场化进入我国，二是市场化在我国的发展。

市场化进入我国。1982 年 9 月中共十二大提出了"以计划经济为主，市场调节为辅"的原则，市场实现了第一次角色转换，有了正式的名分，从而从反面角色变成了正面角色，但是一个配角，因为大会政治报告中说："中国在公有制基础上实行计划经济。有计划的生产和流通，是中国国民经济的主体……对于国民经济中关系国计民生的生产资料和消费资料的生产和分配，尤其是对关系经济全局的骨干企业，必须实行指令性计划。"

1984 年 10 月召开的党的十二届中全会通过了《中共中央关于经济体

制改革的决定》，正式宣布社会主义经济是以公有制为基础的有计划的商品经济。市场实现了第二次角色转换，从配角转换为准主角，准主角是指这种商品经济还带有计划经济的特点。中国的经济体制改革从十二届三中全会开始进入全面展开阶段。

1987 年在党的十三大上，市场成为 B 主角，与计划经济并列成为中国经济的运行规则，但这个时期仍然是 AB 双主角，市场与计划平行。十三大报告提出："计划和市场都是覆盖全社会的。新的运行机制总体上说是国家调节市场、市场引导企业的机制，国家运用经济手段、法律手段和行政手段调节市场供求关系，制造适宜的经济和社会环境，引导企业正确进行经营决策。"

1992 年党的十四大明确提出"中国经济体制改革的目标是建立社会主义市场经济体制"，市场经济在中国的舞台上正式成为主角。

基于对这一过程的梳理，可以清晰地看到中国由计划经济向市场经济转型是出于党和国家的推动（郑永年，2010）。这一进入过程，体现着国家主导的特征。

市场化在我国的发展。我国的市场经济转型一直被称为渐进式的市场化改革，这一改革过程主要的方略是双轨制。双轨制的核心要义是：保留行政干预，如在企业改革中承认大型国有企业必须有国家的支持和补贴才能生存，同样在公立医院市场化改革的制度中从来都没有将"政府主导"这个关键词丢掉。因此，在我国的市场化实践中，虽然不同程度地放开了市场主体的自主权，但是国家在市场化中的主导地位从未被撼动。渐进式改革使得我国不仅免受如东欧剧变那样激烈的市场化改革重创，而且还带来了经济持续发展的中国奇迹，受到世界瞩目，这一改革还被冠以中国模式。

在新制度主义视域下，渐进式市场化改革在我国的实践成功，是由于这一市场化的引入方式与我国的历史制度脉络相适应。

一是历史制度的路径依赖。路径依赖是诺斯解释制度变迁的主要观点，也是被新制度主义各个流派共同认可的概念。正如奥伦（1996）所强调的那样，每一个制度都有其特定的历史脉络。我国采取政府主导的方式进行市场化，是从外部经验中吸取的教训，更是对自身政治体制延续性的深刻认知。我国在上千年的封建主义历史中以国家、政府为统治核心，民主革命胜利后建立新中国，实施的计划经济也是政府主导的，在这样漫长的历史变迁中，政府的核心地位一直未曾动摇过，强政府的制度要素作为最为明显的特征，一旦被强制、迅速悖逆，制度内部隐藏的冲突要素必然凸显，结果可能会因制度的裂变导致社会灾难。

二是非正式制度的路径依赖。非正式制度正是诺斯（1990）强调的制度变迁核心，他认为制度变迁的本质是非正式制度影响力的存在，也正因此，他一直主张制度变迁是缓进的，而不是断裂均衡型的。诺斯对非正式制度的强调，自然使其关注点向认知结构和文化要素的方向转变。在实践中也可以观察到，文化会深远地影响制度行动者的选择，从而产生制度路径依赖式的变迁。我们注意到，在中国从封建主义到社会主义的整个政治体制演变过程中，并未像西方一样有过长达一个多世纪的思想启蒙运动，中国人对皇权、国家、政府有着禀赋式的期许，并非像西方启蒙后认知的那样，政府是一切问题的问题。这些文化、习俗的固有约束，不可能因为新制度要素的介入而瞬间稀释。因此制度变革若悖逆文化习惯而为之，行动者将会无所适从，甚至产生逆反。

2. 放松行政管制

纵观中国的市场化改革，主要的方略是放松行政管制，而非像英国那样以民营化为主，虽然在初期有过这样的尝试。这一选择性市场化制度安排，也渗透着新制度主义路径依赖的理念。换句话说，在我国的制度脉络中，放松行政管制是被需求的，如改革前的公立医院和国有企业都存在国家大包大揽、行动者效率低下的问题，急需有效的制度刺激。以下以国有企业和公立医院为例，说明我国放松行政管制的策略和目的效果。

放松行政管制的表现。放松行政管制贯穿于国有企业和公立医院市场化改革的多个层面：首先，是财政权，公立医院和国有企业在市场化改革中被赋予剩余留用权；其次，是管理权，国有企业实行了厂长／经理负责制，而公立医院实行了院长负责制；最后，是运行权，国有企业和公立医院都有对企业日常运行的独立权力。

放松行政管制的目的。放松行政管制的目的显然是提高行动者的积极性，提高市场效率。同时，我们也可以看到，在我国的市场化改革中，市场化被认为是推动竞争的唯一路径，政府希望通过市场化形成内部和外部的竞争氛围，如公立医院奖金的产生、公立医院之间收入的竞争，都彰显着市场化的手段特征。

放松行政管制的效果。放松行政管制确实激活了组织内部的积极性，提高了效率。以公立医院为例，其亏损局面开始扭转，服务患者的效率（服务质量和服务态度）趋于转好，但是市场化同时也带来了新的危机：逐利机制形成。这一机制直接导致看病难、看病贵，一跃成为主要的社会问题，民众对公立医院的不满情绪不断上涨，甚至出现了医闹和伤医等恶性事件，群众将矛头指向市场化改革，学界也迅速形成了反对公立医院市场化改革的阵营。一时间，公立医院市场化成为众矢之的。从新制度主义框架来看，引入市场化是与我国制度脉络相契合的，引入市场化的动机和目的也并非逐利，那么逐利等问题可被认为是市场化改革中的副产品。当然，不可否认，该副产品对社会造成了危害。那么在新制度主义框架下，这种以逐利机制为代表的公立医院问题是如何产生的，又该如何去阻止其损害呢？

（二）市场化偏差产生的原因

放松行政管制确实起到了提高市场效率的目的，但同时也产生了市场主体如公立医院过度逐利的市场化偏差，而这个偏差引发了长久而广泛的社会不满。那么这个市场化偏差是怎样产生的呢？为什么以提高效率为目的的市场化改革带来了过度逐利的偏差？笔者希望从新制度主义的视角寻求原因。

1.作为制度要素的市场

对制度的定义，各个研究领域一直没有达成统一认同的概念。新制度主义者们倾向于认同霍尔（1986）的定义：制度是国家和社会基本组织结构的框架，它们对社会集团之间的权力关系、国家政策的制定和执行都会产生影响。他们继而认为制度是复合体而非单一体，这一认知的推广，也被莱文德斯喻为"在制度的认知中，从整体走向了分化"，抑或说，新制度主义将制度的认知从外部转向了内部，而且他们对制度内部的认知也划分为两个层次：一个层次是制度与制度之间，另一个层次是每个制度的内部要素。这就产生了制度内部要素的冲突和协作，以及制度与制度之间的互补等可更为深入的制度探讨议题。

由此可见，在新制度主义框架下市场被认为是一种制度或制度要素，那么也就很容易得出市场与其他制度要素一样会产生要素间的冲突和协作，作为制度的市场也会与制度安排中的其他制度产生互补或背离的结论。总之，市场是一种制度，那么作为制度的市场又该如何去应对呢？新自由主义者并没有回答这个问题，其原因有二：其一是新自由主义者对市场夸大的功能主义认知。在新自由主义者那里，市场是至高无上的统治者，被赋予了无所不能的功能，任何制度在市场面前都相形见绌，而且市场还有自我疗愈、自我强化的修复功能，可以说是不需要依赖任何制度协作就能自我优化的一种存在，即使这种态度将市场孤立，自由主义者们也在所不惜。其二是新自由主义者对市场片面的结构主义判断。显然，他们也注意到了行政管制和市场这样一对结构性关系，但是新自由主义者仅仅强调了行政管制在市场发挥效力时的阻滞作用，却并未关注在市场发生偏差时，处于同一结构关系中的行政管制应该做什么、应该怎么做。或许高傲的市场化推崇者们会认为，行政管制并没有能力做什么。

新制度主义理论回答了以上的一部分问题：作为制度的市场，应该放在制度的脉络中，与其他制度或制度要素产生关联，构成约束和协作，但是他们也并没有明确地回答行政作为另一种制度或制度要素，到底应该做什么、怎么做。

2. 制度的核心要素：行政与市场

关于国家、政府或者行政与市场的关系，现有研究可谓汗牛充栋。波兰尼（2007）在《大转型》中，主张市场经济和国家的行政力量不应该被认定为截然分开的两个主体，而应该被视为浑然一体的人类发明。他将其定义为市场社会，二者的关系是：一个能积极改造社会的强大的现代化国家，不仅是市场经济建立的前提，更是市场经济负面效应产生的阻断剂和救火员。刘易斯（1994）也曾阐述行政在促进经济发展中的作用悖论："如果没有强有力的行政推动，任何一个国家都不可能发生经济进步，而同时也存在许多行政给经济带来灾难的案例。因此行政在经济发展中的失败极有可能是做得太少，也有可能是做得太多。"张静（1998）认同法团主义对于政府的立场：政府是公正的中间人角色。政府和市场是并不是截然对立的，政府在制定市场运行规则中扮演着重要角色（约翰，1991）。这些主流经济学家的论点似乎都在试图证明，在市场中国家或政府存在的必然性和正当性，同时也暗含着一种顾虑：行政是被动的，市场是主动的，如果行政做不好，市场将会脱域。

目前，在任何国家的实践中，即使如市场经济已经较为成熟的资本主义国家，行政与市场都是密不可分的。在行政与市场的互动中，行政干预显得更为重要也更为艰难，因为市场的调节是自发的有规律的，在看不见的手的控制之下，可以静观其变，而行政的干预是人为的，需要理性分析，并且还要有预见性和适度性，需要苦心经营。换句话说，市场是一样的市场，行政干预却是多变和复杂的。对于转型期的发展中国家而言，与发达的市场经济国家相比，市场失灵更容易发生，因此强有力的行政力量是必需的（俞可平等，2006）。强市场与强行政不是宿敌，问题在于行政在市场中何时扮演强角色，何时又适度放手。政府做什么、怎么做是经济发展中无法规避的一大难题，但是可以肯定的两个答案是：政府做甩手掌柜是不行的，但是只有政府做得好也不行，或者说无所谓好与坏，而是要恰当和适度，同时政府与市场永远是一体化的。

由此可见，行政与市场是存在于制度脉络中的两大核心要素，二者彼此依赖，不能分割。行政与市场的良性互动是制度稳定和产生效力的关键，行政与市场的脱节则会造成制度的意外。

3. 放松行政管制与行政再规制的失衡

放松行政管制是市场化行为，目的是提高效率、形成竞争，建立和完善市场经济体制，这是我国目前在公共部门选择性进行市场经济转型的主要路径，这一点既符合新自由主义的论调，也被新制度主义证明是嵌入我国既有历史制度脉络的，但是市场的偏差还是不期而至。那么制度要素之间的冲突在哪里发生了呢？我们不妨再回到新制度主义的理论框架下去寻找答案：一定存在新制度要素与既有历史脉络的不匹配，才可能给偏差以可乘之机。那么到底不匹配的要素是什么呢？笔者认为是在既有制度中，引入市场化之后，放松行政管制与行政再规制的失衡。

在新制度主义的理论框架下，我们将转型国家从行政向市场化的进程中，行政与市场的互动分为两个向度，即可清晰地看到冲突发生的点。一个向度是行政到市场的向度，在这个向度中，行政是既有的制度要素，存在于既有的制度脉络中，而市场是引入的新的制度要素，新要素的进入和成长，需要既有制度要素做出调整，甚至是让步。正如斯塔克（1991）所言，新制度的建立不是替代旧制度，而是制度要素的重新组合。这就需要行政要素退出，市场要素进入，也就是放松管制，让市场发育和成熟。另一个向度是市场到行政的向度，在这个向度，市场已经由最初的引进状态，发展到一定程度，甚至占据了主导地位，而此时的行政因为市场的引入被限制退出，在市场面前功能较之最初有所缩减，这就出现了强市场和弱政府的要素组合，市场化作为制度要素进入既有制度脉络，虽然有效地提高了行动者的积极性，但同时也将他们推向了没有规则约束体系的市场中，个体或各个群体都只能凭借有限的信息判断，逐渐形成在市场化中的行动逻辑。与此同时，还要观望正式制度的随时变化，这就为过度市场化或者过度营利留出了空间，这时市场便有了兴风作浪的机会，偏差就是在这个点出现的（见图6.2）。也许有人会质疑这种判断，认为市场在引入的每个时间点都有可能出现偏差，比如我们案例中的当归，是在市场改革初期，就以集体利益为代价发起了个体之不义之财。我们不否认，在任何理论框架下的行动者群体中，总有异常出色的个体，更早地占有先机。即便如此，在更小的空间范围，这个模型依然适用，其原理也是如此。

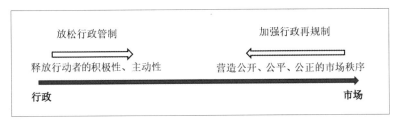

图 6.2　放松行政管制与行政再规制的向度

在新制度主义的理论框架下，对行政与市场两个制度要素的分析，我们还应特别注意一个概念：时间。回到模型中的市场—行政向度上来，我们可以假设，如果行政已经建立起了足够公平、公正的市场秩序并有严格的规章制度约束市场主体的行为，那么市场的引入必然会按照这样的制度脉络去发展，市场偏差自然就被屏蔽了。假设确实如此，而实践并非如此，转型国家总是先引入市场化，才在市场的发育中，调适性地建立市场规则。这并不代表我们没有预见性和前瞻性，只是表明我们对市场的局限性和适应性，这也是历史制度脉络的影响，路径依赖不仅影响着市场中的市场主体，同样影响着市场中的行政主体，这种影响使行动者有时因滞后性而必须付出代价。当然，这一桎梏并不是决定性的，因为发达的市场经济国家也存在同样的问题，否则为什么在资本主义世界也会发生经济危机呢？

因此我们讨论关注时间，是为了说明无须关注时间。在市场和行政的制度要素互动中，把握向度、把握行政的角色转化就可以形成较好的市场、行政要素互动。

（三）纠正市场化偏差的路径

我们分析了偏差产生的原因、机制，那么解决之道呢？根据市场化偏差产生的机理，纠正之道是行政的再进入，即加强行政再规制。探讨行政的再进入，要进一步明确行政与市场的边界，再进入的时间和空间都体现着二者的边界。时间上的再进入是指在既有制度脉络中行政存续、继而退出，在市场经过充分发育后需要再进入；空间上的再进入是指行政再进入的向度区别于从前的行政—市场向度，而是市场—行政向度的再进入，行政—市场向度的再进入是指以行政的特定目的为目标的进入，而显然另一方向进入的行政是以维护市场的秩序为目标的进入，故行政进入的向度不同，其职能完全不同。在探讨行政再规制中行政与市场的边界之后，那么行政再规制如何才能奏效呢？笔者将基于对公立医院市场化过程中行政再规制的研究，提出一些粗浅的建议。

1. 明确政府行政规制的主体地位

在公共利益理论下，行政规制是纠正市场偏差的主要手段，因为一般认为行政规制是指向公共利益的，可以纠正市场失灵，实现社会公共利益的最大化。那么显然夯实政府行政规制的主体地位，是提高行政规制效力和效果的重要基础。政府行政规制主体地位的实现，主要通过以下三个方面：首先，是政府投入的主体责任。政府投入的主体责任不可剥离，我国经历了市场化改革初期的短暂政府退出阶段，采取了不给钱、给政策的市场化改革方略，结果导致公立医院搞活过头，医生不务正业，医院向钱看齐，如笔者的调研点岐黄医院，一时间成为一座挂着医院幌子的洗浴城，给社会带来了巨大的损害。因此政府全然退出投入主体，将权力下放给公立医院，则会产生行政脱域后不可收拾的局面。市场化改革后，政府对公立医院的投入不应是计划经济时期的大包大揽，全权负责。

按照萨瓦斯（2002）的理论，政府对公立医院的行政管制卸载体现在两个方面：撤退和补助。撤退是政府对公立医院全额投资的撤退，补助是指政府对某类人员、基础设施、设备等进行补助，使得公共服务面向更多的人，价格更贴近于大众。行政管制的卸载是为了市场的充分发育，而行政再规制的作用要建立在卸载的基础之上，避免再行政化的一管就死。因此行政再规制中加强政府的投入责任，即更好地承担起政府补助的责任。在补助中，政府一般只承担成本的一部分。显然，公立医院对政府补助概念的理解更为宽泛，这就造成了他们认为政府投入不够的假象。因此在加大政府对公立医院投入的基础上，要改变公立医院对政府家长式的认知惯性。政府对区划内公立医院基础设施建设、人才稳固、大型设备的添置和更新，特殊项目和病种的补助等有着责无旁贷的投入责任，但是对公立医院日常运营没有直接补助的义务，而是通过医保的补偿机制间接对公立医院形成补偿，以此促进公立医院形成外部竞争和内部约束的良性日常运营机制。

其次，是建立专门的行政规制机构。行政规制的有效性依赖于专业化的规制机构，这样才能确保政府的规制主体地位不会虚置。我国国家医疗保障局 2018 年 5 月 31 日正式成立，将曾经分散的、碎片化的规制机构整合成为统一的行政规制机构，提高医保支付方式的规范化和制度化，从而有效提高行政规制效力。虽然国家医疗保障局成立时间尚短，但对公立医院的行政规制已经看到切实的成效，一方面在医保基金监管的极端事件中发挥作用，如 2018 年 9 月国家医疗保障局在开展打击欺诈骗保的专项行动中，查处违规定点医疗机构 6.6 万家，解除协议 1284 家，查处违规的参保个人 2.4 万人，扭转了医保基金管理的宽松软现状；另一方面在公立医院的日常事务监管中发挥作用，如在医疗服务的定价上显示出优势，笔者调研点岐黄医院 2017 年单病种收费一项政策出自两个政府部门，并且执行标准完全不同，导致制度无从执行，这种局面伴随医保局的成立将不再发生。另外，有利于政策调适，医保局不仅承担医疗服务的定价任务，也承担对公立医院的补偿任务，医疗服务的合理定价成为其分内之事，这就避免了定价政策淘汰却常年无人问津的尴尬局面，如截至 2017 年笔者调研结束，岐黄医院仍然执行着 2005 年的医疗服务定价标准。

最后，是行政规制手段的灵活性。政府行政规制的专门机构并非通过行政强制和文件指令来完成规制，而是要通过面向市场的、强有力的价格规制手段实现对公立医院的规制。医保局组建之后，价格规制的主体从发改委转交到医保局，这将是医保局今后长期的重点工作内容（顾昕，2019）。面向市场的价格规制应该由指令性规制方式向激励性规制方式转变，这样在行政规制的脉络中公立医院的经营自主权会充分释放，同时也可以维护其节约成本的主动性。

激励性规制是以激励方式对被规制者实施的行政规制手段，该行政规制的核心是设计正向激励措施，避免被规制者滥用相机抉择权而产生市场化偏差。激励规制的类型有很多，如价格上限规制、联合回报规制等（李晓阳,2009)。当前医保补偿支付方式——总额预付就是价格上限行政规制,在此规制中,公立医院超出总额预付的部分医保部门则不予补偿,如果产生结余则按照一定比例补偿给公立医院,用于发放奖金,激励内部职工节约成本的积极性,增强公立医院的自我约束力。换句话说,当省钱可以获得奖励时,被规制者的省钱积极性就会提高。在规制的实际执行过程中,要避免发生结余不补的失信行为。如岐黄医院所在的久安市在总额预付的医保支付方式改革的初始阶段,正是因为没有落实激励性规制的结余返还,打击了严格控制成本的几家公立医院的积极性,并释放出激励性政策无效的政策信号,导致全市公立医院都不再试图通过尽量控制成本获得激励性补偿,激励性行政规制也只能失效。

2. 完善政府行政规制的法律法规

政府在行政规制中应少用、慎用行政手段,而是提倡使用法治手段,尤其是当被规制者违反市场公平原则牟取暴利时,行政规制应该有相应的法律制裁武器。当前,公立医院在市场化改革中不断摸索出一套市场化生存智慧,产生出了以优化收费结构为核心的创收机制,临床医生则主要通过各种溢出性收费来完成创收任务,出现了骗保、套保等行为,有很多恶性骗保事件被媒体曝光,知名媒体人白岩松在节目中曾表示:我国每年2万亿元的医保大盘子,变成了很多人眼中的唐僧肉。现阶段规制的主要路径是由医保部门对医疗机构进行行政再规制。

在这一过程中,政府医保部门作为行政规制机构,虽然居于主体地位,但目前规制效果仍未达到预期,一个重要的原因是没有可以依赖的专门的医疗保险基金监管法律法规。因此要完善医保基金监管的法律法规,对作为医保定点机构的公立医院严格其收费行为,令其依法使用医保基金。目前,我国医保基金的监管并没有单独的法律依据,而是依托国家层面的法律法规,如《社会保险法》《行政处罚法》和《刑法》等法律。虽然全国人大常委会出台了立法解释,将骗保行为认定为刑法规定的诈骗公私财物的行为,纳入刑法范畴,但是对执法主体、执法范围和执法程序则没有明确的规定(陶凤,2019)。在已经被公示的骗取医保基金案中,医保部门主要依据《保险法》，以及各地的《基本医疗保险定点医疗机构服务协议》进行处罚，处罚结果基本为取消医疗机构的医保定点资格，对被骗取的医保基金处以 5 倍罚款，但是对骗取医保基金的当事人并没有处罚的依据和办法，未能形成压力。同时，对共谋、共犯的监管部门如人社、卫技等相关人员的处罚只能依靠纪检监察机关来行使，也没有相应的法律规定。2018年 11 月北京市医保局成立，并将医保基金监管立法提上日程，在全国范围内首次将医保基金监管立法付诸实施。北京市医保局期望通过医保支付管理、推进险种互补等多举措，共同规范医保基金的监管，但是该局党委书记表示，因立法情况复杂，短期内无法完成。而其余各地的医保局对医保基金监管立法的问题还没有实质性的进展。

医保基金监管立法不仅保障医保基金的安全，同时也约束医保部门的行政规制行为，避免医保部门与公立医院串通与合谋。法律法规的明确，也对参保人起到了保护和警示作用，对滥用医保的患者也会给予制裁。这样在法律体系下，医保部门、公立医院和患者明确合理使用医保基金的边界，保护个人或主体的医疗保险权益，同时也承担违规违法的后果。

3. 提高政府行政规制的专业化程度

政府的行政再规制虽然是履行行政行为，但是由于被规制者公立医院为专业技术机构，因此需要提高规制部门的专业化程度，这就必须关注相关人员的专业背景。不仅如此，还应该参照《公务员法》第六十条第一款，根据工作职责的要求和提高人员素质的需求，对规制机构人员进行分级分类培训，不断进行继续教育。在对相关人员进行专业化培训的同时，政府还可以通过社会组织、非营利机构的参与和辅助，来增强行政再规制的科学性和有效性，辅助解决专业性、即时性和冲突性的问题。

由上述论证可知，市场化偏差出现后，最为自洽的治理路径是放松行政管制与行政再规制的结合。笔者认为，放松行政管制与行政再规制的失衡，导致了市场偏差的发生，放松行政管制意味着市场主体有机会享受没有约束的过度自由，而行政再规制的内涵是，从面向特定结果的行政管制转变为面向市场的再规制。这只是规制向度的转变，并非程度上的比较。

换句话说，行政再规制的力度和方式或许比之前的行政管制更为严苛和细致，因为市场化本身就是更为自由的市场和更多规则的结合（河连燮，2014）。

小结

当前，公立医院市场化治理形成了一定的外部格局，内部也呈现出一些矛盾，在这样的背景下，政府的行政规制成效如何是本章关注的重点。现阶段在公立医院治理中，政府的行政规制主体地位遭到公立医院的质疑，规制的主要手段是以医保部门为代表与公立医院进行谈判，而在谈判中政府却处于相对劣势的地位。

质疑政府规制的主体地位，主要表现在公立医院与政府在投入认知上的分歧，政府认为已经为公立医院提供了足以保障其公益性的经济投入，公立医院则认为政府的财政补贴远远不够生存，公立医院是迫于无奈而自谋生路。在市场化目标上，二者也存在分歧。在政府看来，市场化手段的目的是控制公立医院成本，调动医务人员的工作积极性；对于公立医院而言，则是必须以营利为目标。基于这些分歧，政府对公立医院的行政规制总是失效，公立医院出现市场化偏差时会将原因强加于政府：是因为政府投入不够、政府甩手不管，才导致公立医院不得不营利以养活自己。

政府作为规制的主体，在推动医疗服务公平性和公益性的举措中，存在规制策略失效和滞后的问题。笔者以两票制后药价的普遍提高和个别药品价格暴涨，以及医疗垃圾的处理两个案例，对现阶段政府的行政规制进行了详细叙述，认为制度的缺失、滞后和漏洞是造成这些问题的关键。

当前，谈判是政府对公立医院市场化行政规制的主要手段。医保部门代表政府与公立医院进行谈判以达到节约成本的目的，而在实际运行过程中，医保部门作为谈判者常常处于劣势地位，主要有以下几个方面：公立医院通过各种变通收费突破医保部门的价格限制；医保部门因内部多头管理导致政策多变，公立医院政策执行依从性差；医保部门专业化信息欠缺、日常检查监督效力有限，在谈判中往往无法占据主动地位，仅依靠行政强制力执行政策。对于公立医院而言，因医保部门掌握其经济命脉，又会主动与医保部门进行关系式谈判。

对公立医院治理路径的探讨，集中在去行政化和再行政化两条思路上，政府主体地位是再行政化的关键，而由医保部门作为政府代表与公立医院进行谈判是去行政化的主要路径，显然两种路径的效果都一般：市场化中的公立医院对增加成本却无利润的公共服务积极性并不高，政府主导者角色的缺失会导致这些公共问题激化引发严重后果。医保部门代表政府与公立医院谈判效果不佳，源于对其监管乏力、专业化信息缺乏，以及医保部门的行政隶属关系混乱等。因此去行政化与再行政化的争论对公立医院未来的治理之道并未形成清晰的路径，政府行政规制成效并不显著。

本章提出在公立医院治理中加强行政再规制的路径，希望回答市场要素国家治理后，市场与行政制度要素的进退。首先，总结了中国市场化进程的总体特征，主要是体现政府主导和放松行政管制。在此进程中，市场得到了发育，也提高了市场效率，但与此同时出现了市场化偏差。其次，分析了市场化偏差出现的原因，笔者在新制度主义的框架下寻找市场化偏差出现的原因，主要原因是放松行政管制与行政再规制的失衡。最后，在探求原因的路径上，提出较为粗浅的解决方法，即加强行政再规制，具体为明确政府行政再规制的主体地位，完善相应的法律法规并提高规制的专业化水平。由此可见，在市场化进程中，由于放松行政管制而出现市场化偏差时，最为自洽的解决方案是放松行政管制与行政再规制的结合。

第七章　结论和展望

一、本书结论

针对公立医院治理当前存在的问题，本书通过历史的梳理和分析，阐释其现状发生的历史变迁图景，以及制度路径依赖的必然性，并对调研点——市级公立医院岐黄医院进行了长期深入的实证研究，得出如下结论：

（一）公立医院行政制度黏性导致去行政化难

当前，公立医院治理中存在的最大问题是，政府投入大量资金用以解决患者看病贵的问题，但是医疗费用却在公立医院这个层面不断超长、快速增长，有学者给出的解决路径是为公立医院去行政化，即去编制、去行政级别等措施，让公立医院成为独立法人，成为市场主体，充分参与竞争以达到控费目的。笔者研究发现，这种方法很难行得通，当然之前各地的实践也证明是这样，因为公立医院的行政制度黏性依然存在，表现在两个方面：一是存在事业编制，二是行政隶属关系。新制度主义的路径依赖理论认为初始的制度对现在的制度必然会产生影响，因此公立医院的行政化制度黏性是必然存在的，公立医院从最初引入编制到经过漫长的制度变迁形成以编制为核心的治理体系，编制在公立医院治理过程中的重要作用毋庸置疑，而且以编制为核心的治理体系已经成为当前公立医院非常稳定的内部治理体系。因此无视制度的路径依赖，而强行去编制、实行法人治理等激进的去行政化手段都以失败而告终，并且正如新制度主义所预测的那样，这一套以编制为核心的治理体系在新的制度要素市场要素嵌入后，也发生了适当的调整，如新进的合同制人员参照在编职工形成了类在编职工待遇体系，在治理体系内部达成认同和平衡。

除此之外，由于行政隶属关系而产生的政府对公立医院的行政管制仍然发挥着积极作用。政府对公立医院基础项目的投入，对公立医院的服务能力提高起到了至关重要的作用。政府对公立医院院长的任命和考核不仅没有影响公立医院的日常运营，而且对公立医院院长形成了高压约束机制，避免其在市场中利用扩大的自主权，追求利益最大化。行政隶属关系还有利于政府以行政强制的手段扼制公立医院各种不规范医疗行为，以及减少公共危害的发生。

对于现阶段公立医院市场化治理中的行政化制度黏性，一方面要认识到这是必然的结果，是已有制度脉络中已然存在的，这些已有制度不会因为新的制度要素嵌入就消失，而是要与新的制度要素在互动中不断消长与磨合；另一方面更为重要的是，要以历时性的眼光去看待这些旧有制度的变迁，去除这些旧有的制度不可能一蹴而就。编制形成的治理体系和行政隶属关系有着漫长的历史演进过程，与制度背后行动者的利益密切关联，即使新制度要素会对其造成冲击，但不会是毁灭性的，新旧制度要素要在一个较长时间段中不断调适或冲突，最后才会发生变化，也即新制度主义认为的那样，重要的不是发生了什么，而是什么时间发生，因为改变的快慢对后果的影响也至关重要（波兰尼，2017）。而在此之前，强行以替代性方式改变制度的做法都将徒劳无功。

（二）公立医院治理内部问题产生的过程及原因

公立医院市场化治理被广泛诟病的是引发了医院内部的创收机制，创收机制导致了医疗费用不断攀升，而公立医院创收机制是如何产生的，在学界有着不同的阐释。笔者认为，公立医院创收机制并非理性主义简单推论的那样，医生、公立医院都有追求利益最大化的理性；也并不认同公立医院治理研究的行政派学者认为的那样，是市场要素的介入，才让公立医院产生了逐利的认知和行动；也并非市场派学者所言，是行政定价过低，形成了伪市场化的运行机制，导致公立医院突破价格弥补损失。本研究深入、系统地梳理了公立医院由制度激励衍生出逐利机制的过程，并寻找创收机制产生的真正原因。

本研究认为成本核算是公立医院创收机制生成的制度起点。成本核算的目的是节约成本、激励员工，在此制度引导下公立医院对科室进行全成本核算、按比例与科室分配收入，以及最后结余形成奖金，完成从成本到奖金的递送。成本核算以制定适度的项目收费分配比例来引导临床的治疗项目实施，激励其完成更多的利润和更高的治疗项目。当前，在政策倡导的以多治疗、少开药减轻患者经济负担的政策框架下，公立医院通过成本核算形成治疗费偏好的收费结构，科室在此基础上产生逐利行为，具体过程是：公立医院内部科室优先完成保本任务，而保本的目的是创收，创收以优化收费结构为核心，即不断增加政策允许的治疗项目以获取更多的绩效。在成本核算、创收机制等制度压力下，政策最终的执行者医生产生了越来越谨慎行医的偏好，规避风险应对外部压力，医患共谋突破政策规约，造成了治疗项目繁多、削减药占比式微、患者医疗费用持续走高等局面。由此可见，公立医院创收的过程是将貌似环环相扣的政策执行过程，通过层层变通转化为创收机制。

在新制度主义偏好生成的理论框架下，公立医院逐利偏好的产生并非行动者的逐利理性，而是在成本核算的制度脉络中，从公立医院、科室到医生个人一步步形成的以保本为基础、以绩效为目标的行动过程，最终形成当前以治疗费偏好为核心的患者收费结构，以及居高不下的患者医疗费用。

（三）公立医院治理的路径选择

当前，关于公立医院治理争论的两个主流思想是去行政化和再行政化。去行政化路径强调公立医院市场化的主体地位，试图以市场竞争的方式解决公立医院市场化偏差的问题，并期望通过购买和谈判实现公立医院的公益性；再行政化的路径则强调政府办医的主体身份，要求建立行政主导的管理体系，并以政府管制来保障公立医院的公益性。本研究针对两种路径的政府主体角色和谈判者身份都进行了深入研究，发现都存在不同程度的效果不佳。

由此可见，公立医院治理的路径选择，并非去行政化或再行政化的单一选择，即判断公立医院治理路径和手段优劣的标准，不是行政和市场的属性划分，而是要明确所有手段和路径的目标是建立一个公平、公正、公开的市场制度环境，公立医院在此制度环境中既可以充分发挥积极性，而其溢出行为又能被有效管制。故本书最终提出了加强行政再规制的公立医院治理路径，在这一路径中强调政府管制的向度是从市场出发，并且管制的手段打破了市场和行政的区隔，如明确政府规制的主体地位、完善规制立法、提高规制的专业化程度等，目的是建立公平、公正的市场制度环境，以利于提高公立医院的积极性并约束其过度逐利的行为。

二、理论对话与未来展望

如前所述，本研究借助新制度主义理论，解释了公立医院治理中市场化行为偏差产生的原因，并在此基础上对公立医院治理及转型国家的治理提出一些设想，与公立医院治理已有研究展开了理论对话。

（一）理论对话

行政与市场的融合治理。我国公立医院在市场化进程中发生了角色重构，成为角色功能复杂的综合体，具有行政属性、营利属性、公益属性和技术属性等多重属性，并存在行政与市场的交融。在我国公立医院治理演变的历史进程中，行政化与市场化治理也在不断争论中呈现出融合的趋势。因此本研究认为，任何以行政或市场单一治理手段治理公立医院的方略都是徒劳无功的，而更多的理论关注应该放在市场与行政怎样才能更加恰适地融合治理，提高公立医院的治理绩效。

公立医院创收机制的生成原因。已有研究对公立医院创收的解释集中在政府管制的维度，如李玲、李卫平等人认为是政府放松了对公立医院的管制，让其拥有过多的自主权才导致了医院发生逐利行为。与此同时，王绍光、顾昕则认为是政府管得太多，尤其是将医疗定价权牢牢地掌握在自己手里，并且为了体现公立医院公益性定价低于市场价格造成伪市场化，才导致公立医院因为吃不饱而不断去寻找谋生之道。

本书为公立医院治理内部产生的创收机制提供了另一种解释，这一解释跳脱出以往研究中固守的解释维度——政府管制得多与少，而是在新制度主义框架下，关注制度对市场行动主体的形塑和约束。成本核算的制度约束与激励，让公立医院既要承担保本的压力，又要面对绩效的驱动，这是其创收的制度起点；以治疗费偏好为主的收费结构及治疗费用不断攀升的过程，是公立医院对政府提倡多治疗、少开药以减轻患者负担这一制度本身的变通；作为公立医院中最直接的创收者——医护人员，只是在制度的重重压力下，无奈采取谨慎行医的方式，不断溢出规定价格收费并为自己规避风险。

政府行政再规制的路径。以上这些讨论将研究引入更深层次的理论问题——公立医院治理中行政再规制如何进行，本书依然从新制度主义理论着手去寻找答案。新制度主义十分关注制度内部的要素组合和变化，由此我们提取行政和市场这两个转型国家制度中的核心要素，对市场化偏差发生的原因进行解释进而回答治理过程中如何加强行政再规制。本书的结论是：放松行政管制与行政再规制的失衡是市场化偏差产生的根本原因。按照这一索因路径，本书提供的解决办法是加强行政再规制，并提出了一些粗浅的建议，如加强立法，明确政府行政再规制的主体地位，独立的行政机构成为规制者，发挥规制效力；完善行政再规制的法律法规，对违反市场规则的行为主体予以法律严惩；借力社会组织、非营利机构，以辅助政府解决专业性、及时性和冲突性的问题。

这与已有市场化转型中政府角色和定位的研究形成对话，如顾昕等人认为在公立医院的市场化进程中，政府应该是监管者和谈判者。本研究通过具体案例呈现出政府作为谈判者在谈判中处于劣势的事实，并且对监管者角色提出质疑。当然，本研究也反对李玲等人所提出的大包大揽的政府主导者角色，而是提出行政再规制的治理路径，并明确在行政再规制路径中政府的主导者角色而非监管者角色。这一主导者角色有益于保障公立医院公共服务的实现，有益于扼制公立医院市场化偏差的发生，而当前公立医院治理中去行政化等策略与此意义不同，并且也并非必须。

因此公立医院最为自洽的治理方略是放松行政管制与行政再规制的结

合。行政再规制是从面向特定结果的行政管制转变为面向市场的再规制，行政再规制的空间向度是市场—行政方向的，目的是维护公平、公开、公正的市场规则。行政再规制与行政管制的程度不具可比性，有可能的结果是行政再规制的力度和方式比行政管制更为严苛，以更严格、更细化的规则维护更为自由的市场。

（二）未来展望

本书虽然提出了加强行政再规制的治理路径，并确认了政府在行政再规制中的主导者角色，但是仅仅确认了政府主导行政再规制的向度——以市场为出发点，对如何加强行政再规制的细则以及具体做法并没有过多的涉及，这一方面囿于笔者研究能力的局限性，也受到实践较少的影响，但这也恰恰为今后的公立医院治理研究打开了新的通路。今后政府如何加强公立医院行政再规制，以及如何对行政再规制进行评估，将成为公立医院治理研究的一个重要领域，当然对该观点的批判也将成为研究的组成部分。

笔者也将致力于这方面的研究，为公立医院治理绩效的提高，竭尽全力做出自己的贡献。

参考文献

[1][英]阿瑟·刘易斯.经济增长理论[M].周师铭,等译.北京:商务印书馆,2002.

[2][英]鲍威尔.理解福利混合经济[M].钟晓慧,译.北京:北京大学出版社,2011.

[3]陈先红.现代公共关系学[M].北京:高等教育出版社,2017.

[4]中共中央书记处研究室,中共中央文献研究室.坚持改革、开放、搞活:十一届三中全会以来有缘重要文献摘编[M].北京:人民出版社,1987.

[5]陈祥槐,夏磊,李彦俊.公益导向的公立医院治理机制研究[M].北京:经济科学出版社,2013.

[6][美]查尔斯·沃尔夫.市场或政府:权衡两种不完善的选择——兰德公司的一项研究[M].谢旭,译.北京:中国发展出版社,1994.

[7]顾昕,高梦滔,姚洋.诊断与处方:直面中国医疗体制改革[M].北京:社会科学文献出版社,2006.

[8]顾昕.走向全民医保:中国新医改的战略战术[M].北京:中国劳动与社会保障出版社,2008.

[9]葛延风,贡森,等.中国医改:问题·根源·出路[M].北京:中国发展出版社,2007.

[10]高广颖.医院会计与财务管理[M].北京:人民卫生出版社,2013.

[11]哈耶克.自由主义的经济秩序[M].北京:北京经济学院出版社,1989.

[12][韩]河连燮.制度分析:理论与争议[M].李秀峰,柴宝勇,译.北

京：中国人民大学出版社，2014.

[13] 黄宗良，孔寒冰．社会主义与资本主义的关系：理论、历史和评价 [M]．北京：北京大学出版社，2002.

[14] 黄树则，林士笑．当代中国的卫生事业 [M]．北京：中国社会科学出版社，1986.

[15][美] 吉布森，等．组织：行为、结构和过程 [M]．王德禄，等译．北京：电子工业出版社，2015.

[16][美] 孔飞力．叫魂：1768 年中国妖术大恐慌 [M]．上海：上海三联书店，2014.

[17][匈] 卡尔·波兰尼．大转型：我们时代的政治与经济起源 [M]．冯钢，刘阳，译．杭州：浙江人民出版社，2007.

[18][匈] 卡尔·波兰尼．巨变：当代政治与经济的起源 [M]．黄树民，译．北京：社会科学文献出版社，2017.

[19][美] 康芒斯．制度经济学 [M]．于树生，译．北京：商务印书馆，1962.

[20] 李培林．另一只看不见的手 [M]．北京：社会科学文献出版社，2005.

[21] 李然忠，何志刚．破冰：十五届四中全会后的国企改革 [M]．济南：山东人民出版社，2000.

[22][波] 兰格．社会主义经济理论 [M]．卫兴华，张宇，译．北京：中国社会科学院出版社，1981.

[23] 林毅夫，蔡昉，李周．充分信息与国有企业改革 [M]．上海：格致出版社，上海人民出版社，2014.

[24] 林毅夫，蔡昉，李周．中国的奇迹：发展战略与经济改革 [M]．上海：格致出版社，上海人民出版社，2013.

[25] 马英娟．政府监管机构研究 [M]．北京：北京大学出版社，2007.

[26][美] 迈克尔·麦金尼斯．多中心治道与发展 [M]．毛寿龙，等译．上海：上海三联书店，2000.

[27] 倪志伟，欧索菲 . 自下而上的变革：中国的市场化转型 [M]. 闫海峰，尤树洋，译 . 北京：北京大学出版社，2016.

[28] 彭瑞骢，蔡仁华，周采铭 .1978—1991 中国改革全书·医疗卫生改革体制卷 [M]. 大连：大连出版社，1992.

[29] 秦晖 . 政府与企业以外的现代化：中西公益事业史比较研究 [M]. 杭州：浙江人民出版社，1999.

[30][美] 乔纳森·H·特纳 . 社会学理论的结构 [M]. 邱泽奇，等译 . 北京：华夏出版社，2001.

[31] 汝信，陆学世，李培林 . 中国社会形势分析与预测 [M]. 北京：社会科学文献出版社，2007.

[32] 孙思邈 . 备急千金要方 [M]. 北京：人民卫生出版社，1955.

[33][美] 萨瓦斯 . 民营化与公私部门的伙伴关系 [M]. 周志忍，等译 . 北京：中国人民大学出版社，2002.

[34] 卫生信息中心 . 中国卫生服务调查研究 [M]. 北京：中国协和医科大学出版社，2009.

[35] 汪洪涛 . 制度经济学：制度及制度变迁性质解释 [M]. 上海：复旦大学出版社，2003.

[36] 项怀诚，姜维壮 . 中国改革全书·财政体制改革卷 [M]. 大连：大连出版社，1992.

[37] 余晖 . 一个独立智库笔下的新医改（下册）[M]. 北京：中国财富出版社，2014.

[38] 叶政书，朱名媛 . 现代医院分级管理 [M]. 北京：北京科学技术出版社，1993.

[39] 亚历山大·S·普力克，阿普里尔·哈丁 . 卫生服务提供体系创新：公立医院法人化 [M]. 李卫平，王云屏，宋大平，译 . 北京：中国人民大学出版社，2011.

[40] 俞可平，等 . 中国模式与"北京共识"：超越"华盛顿共识"[M]. 北京：社会科学文献出版社，2006.

[41] 俞可平 . 治理与善治 [M]. 北京：社会科学文献出版社，2000.

[42] 俞可平 . 国家治理评估：中国与世界 [M]. 北京：中央编译出版社，2009.

[43]（匈）雅诺什·科尔奈 . 社会主义体制：共产主义政治经济学 [M]. 张安，译 . 北京：中央编译出版社，2006.

[44]（匈）雅诺什·科尔奈 . 转轨中的福利、选择和一致性：东欧国家卫生部门改革 [M]. 翁笙和，译 . 北京：中信出版社，2003.

[45] 周其仁 . 病有所医当问谁 [M]. 北京：北京大学出版社，2008.

[46] 周雪光 . 国家与生活机遇：中国城市中的再分配与分层 1949—1994[M]. 北京：中国人民大学出版社，2014.

[47] 周黎安 . 转型中的地方行政：官员激励与治理 [M]. 上海：格致出版社，2008.

[48] 周翼虎，杨晓民 . 中国单位制度 [M]. 北京：中国经济出版社，1999.

[49] 中华人民共和国卫生部 .2010 年中国卫生统计年鉴 [M]. 北京：中国协和医科大学出版社，2010.

[50]《中国卫生年鉴》编辑委员会 . 中国卫生年鉴 1983[M]. 北京：人民卫生出版社，1984.

[51]《中国卫生年鉴》编辑委员会 . 中国卫生年鉴 1991[M]. 北京：人民卫生出版社，1992.

[52] 张静 . 法团主义 [M]. 北京：中国社会科学出版社，1998.

[53] 张书琛 . 社会主义市场经济中的社会公正问题 [M]. 广州：广东人民出版社，2002.

[54][日] 植草益 . 微观规制经济学 [M]. 朱绍文，胡欣欣，译 . 北京：中国发展出版社，1992.

[55] 湛中乐 . 简论法治政府与行政监管 [M]. 北京：法律出版社，2009.

[56] 郑永年 . 中国模式：经验与困局 [M]. 杭州：浙江人民出版社，2010.

[57] 邹谠 . 二十世纪中国政治：从宏观历史与微观行动角度看 [M]. 香港：牛津大学出版社，1994.

[58] 甄橙 . 病与证的对峙：反思 18 世纪的医学 [M]. 北京：北京大学出版社，2007.

[59][印度] 阿玛蒂亚·森 . 以自由看待发展 [M]. 任赜，等译 . 北京：中国人民大学出版社，2002.

[60] 陈云良，陈婷 . 银监会法律性质研究 [J]. 法律科学（西北政法大学学报），2012，30（1）：74—83.

[61] 陈仰东 . 谈判机制建立迟缓的原因解析 [J]. 中国医疗保险，2011（9）：12—14.

[62] 杜创、朱恒鹏 . 中国城市医疗卫生体制的演变逻辑 [J]. 中国社会科学，2016（8）：66—89+205—206.

[63] 杜治政 . 大型公立医院改革之我见 [J]. 医学与哲学（人文社会医学版），2011（10）：1—11.

[64] 邓大松，徐芳 . 自利性与公益性：公立医院改革的困境与突破——基于相关文献的内容分析 [J]. 江汉论坛，2012（9）：64—70.

[65] 付强，张誉铮，宋文舸 . 我国公立医院管办分开模式评析 : 以上海、北京、深圳、成都为例 [J]. 中国医院管理，2015，35（8）：1—4.

[66] 付瑶，孙淑琴，侯晓曼等 . 某三甲医院门诊病人就诊需求的调研分析 [J]. 中国卫生事业管理，2013，30(12)：895—897.

[67] 冯仕政 . 国家、市场与制度变迁：1981—2000 年南街村的集体化与政治化 [J]. 社会学研究，2007(2):24—59+243.

[68] 方鹏骞，喻丹 . 公立医院与公立高校法人治理结构研究的比较与借鉴 [J]. 中国卫生事业管理，2008（2）：76—78.

[69] 房莉杰 . 理解"新医改"的困境·"十二五"医改回顾 [J]. 国家行政学院学报，2016（2）：77—81.

[70] 顾昕，方黎明 . 自愿性与强制性之间：中国农村合作医疗的制度嵌入性与可持续性发展分析 [J]. 社会学研究，2004（5）:1—18.

[71] 顾昕 . 全球公立医院的法人治理模式变革 : 探寻国家监管与市场效率之间的平衡 [J]. 中国社会科学，2006（1）：46—55.

[72] 顾昕 . 当代农村医疗体制的变革与发展趋势 [J]. 河北学刊，2009 ，29（3）：1—6.

[73] 顾昕 . 行政型市场化与中国公立医院的改革 [J]. 公共行政评论，2011，4（3）：15—31+179.

[74] 顾昕 . 去行政化信号 [J]. 中国医院院长，2011（9）：59—61.

[75] 顾昕 . 建立新机制 : 去行政化与县医院的改革 [J]. 学海,2012（1）：68—75.

[76] 顾昕 . 走向公共契约模式 : 中国新医改中的医保付费改革 [J]. 经济社会体制比较，2012（4）：21—31.

[77] 顾昕，余晖 . 走向去行政化 : 公立医院改革的突破之路 [J]. 中国财政，2014（24）：61—64.

[78] 顾昕 . 突破去行政化的吊诡 : 剖析三明模式的复制性和可持续性 [J]. 中国医院院长，2016（22）：81—85.

[79] 顾昕 . 公立医院去行政化 : 组织和制度变革 [J]. 中国公共政策评论，2017，12（1）:148—151.

[80] 顾昕 . 论公立医院去行政化 : 治理模式创新与中国医疗供给侧改革 [J]. 武汉科技大学学报，2017，19（5）：465—477+460.

[81] 顾昕 . 公立医院的治理模式 : 一个分析性的概念框架 [J]. 东岳论丛，2017（10）：12—21.

[82] 顾昕 . 中国新医改的新时代与国家医疗保障局面临的新挑战 [J]. 学海，2019（1）：106—115.

[83] 葛延风 . 医疗卫生领域不应该市场化 [J]. 财经界，2006（6）：85—87.

[84] 古长青 . 公立医院公益性的缺失与回归 [J]. 中国卫生经济，2008，27（12）：8—11.

[85] 郭静清，牟岚，金新政 . 医院分级管理制度研究 [J]. 卫生软科学，

2013（8）：472—473.

[86] 郭梦童，吴群红，李叶，等. 新农合下农民居民住院流向及费用负担变化趋势分析 [J]. 中国医院管理，2015（1）：72—74.

[87] 胡国梁. 公立医院的运行逻辑与法理定位 [J]. 天府新论，2017（2）：115—124.

[88] 侯建林，刘金峰，雷海潮，胡善联，钟东波，王吉善，董德刚，陈卫国，焦云智. 德国医院管理及对我国卫生改革的启示 [J]. 中华医院管理杂志，2002（9）：60—62.

[89] 侯建林，王延中. 公立医院薪酬制度的国际经验及其启示 [J]. 国外社会科学，2012（1）：69—77.

[90] 黄玲. 公立医院改革应走"去行政化"之途及其基本思路 [J]. 重庆行政（公共论坛），2013，14(1)：69—71.

[91] 何谦然，邓大松，李玉娇. 中国公立医院改革历程的公共政策评估 [J]. 社会保障研究，2014（1）：3—13.

[92] 井永法. 政府在公立医院回归公益性改革中的主导作用探析 [J]. 中国行政管理，2011（6）：72—75.

[93] 姜德超，吴少龙，魏予辰. 新医改缓解了看病贵吗？——来自两省家庭灾难性卫生支出分析的证据 [J]. 公共行政评论，2015（5）：4—29+186.

[94] 江金启. 新农合政策与农村居民就医地点选择的关系 [J]. 中国人口·资源与环境，2014，24（S1）：199—202.

[95] 蒋远胜，宋青锋，韩诚. 新型农村合作医疗中农户逆向选择、寻医行为和住院决策 [J]. 农业经济问题，2009（3）：52—57+111.

[96] 孔祥金，赵明杰. 公立医院改革中几个难点问题的思考 [J]. 中国卫生事业管理，2012（6）：407—409.

[97] 孔祥金，李贞玉. 我国医院公益性淡化的表现及其成因分析 [J]. 医学与哲学（人文社会医学版），2010，31（3）：36—38.

[98] 孔令大，刘国恩，刘明，武志昂. 公立医院管理体制改革研究 [J].

中国卫生事业管理，2014（3）：164—167.

[99]李玲，江宇，陈秋霖．改革开放背景下的我国医改 30 年 [J]. 中国卫生经济，2008(2)：5—9.

[100]李玲．让公立医院回归社会公益的轨道 [J]. 求是，2008（7）:56—58.

[101]李玲，江宇．公立医院改革如何破题 [J]. 中共中央党校学报，2009（4）：97—101.

[102]李玲，江宇．关于公立医院改革的几个问题 [J]. 国家行政学院学报，2010（4）：107—110.

[103]李卫平，周海沙，刘能，阮云洲，李亚青，侯振刚．我国公立医院治理结构研究总报告 [J]. 中国医院管理，2005（8）：5—8.

[104]李卫平．公立医院的体制改革与治理 [J]. 江苏社会科学，2006(5)：72—77.

[105]李卫平．公立医院改革要从五方面着手 [J]. 中国卫生经济，2010，29（3）：5—8.

[106]李卫平．试论我国公立医院治理创新 [J]. 中国医院管理，2012,32（1）：6—8.

[107]李伟．公立医院改革研究综述 [J]. 经济研究参考，2016（24）：41—53.

[108]李迎阳，张瑞凯，乜琪．公益公平多元整合：新医改的社会政策内涵 [J]. 江海学刊，2009（5）：108—115.

[109]李清杰．公立医院的公益性和市场化问题分析[J]. 行政管理改革，2014（5）：17—20.

[110]廖小平．大学去行政化四问 [J]. 大学教育科学，2013（5）：18—24.

[111]刘明芝．公立医院管理"去行政化"的阻碍及改革路径分析 [J]. 农村经济与科技，2016，27(24):98—99.

[112]刘继同．公立医院管办分离的性质、含义、形式与基本类型 [J].

中国医院管理，2008，28（4）：14—15.

[113] 刘丽杭. 公立医院改革：寻求政府与市场之和谐平衡 [J]. 江西社会科学，2009（5）：17—23.

[114] 刘文生. 公立医院去行政化长路漫漫 [J]. 中国医院院长，2014（16）：34—35.

[115] 卢祖洵，李永斌，王芳，等. 全国社区卫生服务体系建设重点联系城市试点工作进展、成效及值得关注的问题：基于基线调查和常规监测数据的综合分析 [J]，中国社会医学杂志，2009，26（6）：321—325.

[116] 罗中华，云立新，张维，等. 论去行政化与我国公立医院改革 [J]. 中国卫生事业管理，2009，26（4）：250—252.

[117] 孙慧哲. 以分级诊疗破解"看病难、看病贵"困局：基于供给—需求视角 [J].2017（4）：93—98.

[118] 孙梦洁，韩华为. 中国农村居民的就诊选择研究：来自甘肃、河南、广东三省农户调查的实证分析 [J]. 经济评论，2013（2）：40—50+111.

[119] 韦潇，杨肖光，朱晓丽. 法国公立医院改革的主要做法与启示 [J]. 中国卫生政策研究，2012，5（8）：9—13.

[120] 伍凤兰，申勇. 公立医院改革：历史演进、制度困境与路径选择 [J]. 中国卫生政策研究，2016，9（1）：34—39.

[121] 王晓玲. 中国医疗市场政府管制的历史演进及制度反思 [J]. 中国经济史研究，2012（3）：113—119.

[122] 王云岭，高鉴国. 当下公立医院缘何难以回归公益性 [J]. 探索与争鸣，2015（5）：46—50.

[123] 王绍光，何焕荣，乐园. 政策导向、汲取能力与卫生公平 [J]. 中国社会科学，2005（6）：101—120+207—208.

[124] 王绍光. 人民的健康也是硬道理 [J]. 读书，2003（7）：16—24.

[125] 王虎峰. 论争中的中国医改：问题、观点和趋势 [J]. 中共中央党校学报，2008（3）：84—89.

[126] 王虎峰，元瑾. 对建立分级诊疗制度相关问题的探讨 [J]. 中国医

疗管理科学，2015，5（1）：11—15.

[127]万祥波，朱夫，杨扬．去行政化的目标及关键问题和路径[J].中国卫生经济，2014，33（5）：12—14.

[128]王俊，王威，陈莹．公立医院改革：行为机制、政策经验与数据库建设——中国公立医院改革与评价国际研讨会综述[J].经济研究，2013（2）：155—166.

[129]吴敬琏．公立医院公益性问题研究[J].经济社会体制比较，2012（4）：13—20.

[130]吴晓东，程启智．论"看病难、看病贵"问题的解决：基于政府管制的视角[J].江西社会科学，2009（9）：209—214.

[131]谢士强．公立医院改革的关键是健全内部治理结构[J].卫生经济研究，2015（1）：4—7.

[132]熊季霞，苏晓艳．新医改背景下公立医院法人治理结构对综合绩效影响的研究综述[J].中国卫生事业管理，2013（11）：848—851.

[133]肖瑶，王净．论医疗服务公益性与商品性的辩证统一[J].医学与哲学（A），2016，37（11）：60—63.

[134]项莉，周武，冯博，等．部分国家公立医院政府补偿机制概述及启示[J].中华医院管理杂志，2012，28（7）：553—556.

[135]余晖．公立医院改革：去行政化还是再行政化[J].中国药店，2012（5）：38.

[136]杨燕绥．由人社部门同意管理城乡居民医保是进过实践检验的正确选择[J].中国医疗保险，2016（9）：30.

[137]岳经纶，王春晓．堵还是疏：公立医院逐利机制之破除——基于广东省县级公立医院实施药品零差率效果分析[J].武汉大学学报，2016（2）：29—38.

[138]杨光斌，高卫民．历史唯物主义与历史制度主义：范式比较[J].马克思主义与现实，2011（2）：142—148.

[139]于石．医改之路："市场化"是个错误？[J].记者观察，2006（1）：

17—19.

[140] 燕继荣 . 服务型政府的研究路向：近十年国内服务型政府研究综述 [J]. 学海，2009（1）：191—201.

[141] 于德志 . 公立医院改革之关键 [J]. 中共中央党校学报，2011（5）：99—102.

[142] 于德志 . 健全医疗保障制度是解决看病难看病贵的重要途径 [J]. 中华医院管理杂志，2006（2）：73—76.

[143] 周其仁 . 中国医改的根本问题 [J]. 中国医院院长，2011（21）：66—67.

[144] 周子君 . 英国公立医院改革：我们能从中学到什么 [J]. 医院管理论坛，2013，30（9）：3.

[145] 周子君 . 公立医院改革：去行政化 [J]. 医院管理论坛，2014（2）：3.

[146] 周飞舟 . 锦标赛体制 [J]. 社会学研究，2009，24(3)：54—77+244.

[147] 周良荣，文红敏，彭娟，陈礼平 . 试论以公益性统领公立医院改革与发展 [J]. 解放军医院管理杂志，2010，17(12)：1113—1115.

[148] 周靖，汪小勤 . 我国公立医院法人治理结构下的管理者激励机制探讨 [J]. 中国医院管理，2012，32(9)：41—43.

[149] 周晓东 . 浅析我国医疗卫生事业财政投入问题 [J]. 当代经济，2010（2）：82—83.

[150] 周雪光，练宏 . 行政内部上下级部门间谈判的一个分析模型：以环境政策实施为例 [J]. 中国社会科学，2011（5）：80—96+221.

[151] 周健 . 医疗改革必须坚定走市场化的道路 [J] 经济导刊，2005(11)：25—26.

[152] 周国军 . 市场机制下公立医院医改探讨 [J]. 当代经济，2014（6）：28—29.

[153] 邹富良 . 看病贵的体制反思：政府缺位与公立医院错位 [J]. 中国卫生经济，2006(8)：34—36.

[154] 朱恒鹏，昝馨，向辉．财政补偿体制演变与公立医院去行政化改革 [J]. 经济学动态，2014（12）：61—71.

[155] 朱恒鹏．医疗体制弊端与药品定价扭曲 [J]. 中国社会科学，2007（4）：89—103+206.

[156] 朱恒鹏．医保管理另起炉灶有违社保体制要求 [J]. 中国医疗保险，2016（9）：29.

[157] 郑南君．公立医院去行政化的核心目标与实现途径 [J]. 办公室业务，2015（22）：13.

[158] 张贵民．去行政化维艰：访镇江市第一人民医院院长朱夫 [J]. 中国医院院长，2014（3）：50—51.

[159] 张静．制度的品德 [J]. 开放时代，2016（6）：171—178+10.

[160] 张自宽．积极稳步地开展医院分级管理与医院评审工作：为《中国医院管理》杂志创刊十年而作 [J]. 中国医院管理杂志，1991（3）：30—33+66.

[161] 张录法，黄丞．社区卫生机构和高等级医院互动的四种模式及机制研究 [J]. 经济社会体制比较，2009（3）：121—127.

[162] 郑大喜．谈解决"看病难、看病贵"的途径 [J]. 现代医院管理，2007（1）：16—20.

[163] 郑洪亮，王凤彬．中国公司治理结构改革研究：一个理论综述 [J]. 管理世界，2000（3）：119—125.

[164] 朱玲．政府与农村基本医疗保障制度选择 [J]. 中国社会科学，2000（4）：89—99+206.

[165] 曹政．向"人人享有基本医疗卫生服务"迈进 [N]. 健康报，2010-12-01（1）.

[166] 淳晶．"被医疗高消费"才是真悲哀 [N]. 健康报，2010-11-11（5）.

[167] 朱恒鹏．事业单位改革出路在于去行政化 [N]. 中国财经报，2017-08-22（7）.

[168] 张灿灿．公立医院改革推进策略改变 [N]. 健康报，2011-03-08

(3) .

[169] 赵蓓蓓 . 医疗回归公益须有制度保障 [N]. 人民日报，2010–12–14（18）.

[170] 李晓阳 . 我国医疗服务市场规制研究 [D]. 哈尔滨工业大学，2009.

[171] 庞国华 . 新农合制度下县级综合医院门诊病人的就诊意向分析 [D]. 山东大学，2010.

[172] 祝大兴 . 我国医疗费用的行政规制研究 [D]. 长春理工大学，2014.

[173]CCTV 新闻 1+1. 沈阳医院骗保事件刑拘 37 人：医保真有那么好骗？[EB/LO]. (2018–11–20) https://news.cctv.com/2018/11/20/ARTIlGsfwWGjkSayhSLvD8ve181120.shtml.

[174] 国家医保局 . 胡静林局长亮相首场"部长通道"[EB/OL]. (2019–03–04) http://www.nhsa.gov.cn/art/2019/3/4/art_14_948.html.

[175] 国务院办公厅 .2011 年公立医院改革试点工作安排 [EB/OL]（2011–03–07）https://www.gov.cn/zhengce/zhengceku/2011/03/07/content_6131.htm.

[176] 霍键 . 中国新医改：国务院发展研究中心方案 [EB/OL].(2008–02–23)http://health.sohu.com/2008/02/23/n255319720.shtml.

[177] 陶凤，常蕾 . 医保基金监管要立法严格管理医保支付方式 [EB/LO]. (2019–01–14) https://www.medsci.cn/article/show_article.do?id=70e215805614.

[178] 周哲，焦健 . 深圳公立医院医院去编制化突围 [EB/OL]. (2015–10–13) http://6d.dxy.cn/article/143121?trace=related.

[179] 朱恒鹏 . 如何破除公立医院逐利机制 [EB/LO]. (2015–05–18）http://ie.cssn.cn/academics/recent_papers/201712/t20171204_3765229.html.

[180]朱恒鹏.政府给的财政投入,公立医院花哪了? [EB/LO].
(2018-02-26) [2019-03-28]http://ie.cass.cn/scholars/opinions_
essays_interviews/201802/t20180226_3857370.html.

[181]张楠,于英杰.新刑法修正案11月起施行医闹等9种行为
入 刑 [EB/OL]. (2015-10-28) http://news.cntv.cn/2015/10/28/
ARTI1445999485993880.shtml.

后　记

　　呈现在广大读者面前的这本专著脱胎于我的博士论文，从最初着手选题到今天正式出版已经6年。6年来，我国公立医院治理的相关政策已然发生变化，尤其是在新冠肺炎疫情的这些年，公立医院治理格局受到极大挑战，因此本书在某些方面可能是稍显落后的，但是其问题关怀和核心观点，我认为在当下仍是真切地摆在人们面前的。专著得以出版，需要感谢的有很多。

　　首先，要感谢我的母校中国农业大学人文与发展学院。农大人发的传统是开放的、自由的，这对于身处其中读书的我们感受非常深刻，当然也受益良多。农大人发学院一直致力于支持博士生开展独立自主的研究，在学科范围内不限制选题方向。因此我的这个非农选题并没有显得格格不入，而只是众多浪花中的一朵。这给予了我最基本的研究热情和探索兴趣。同时，也感谢我的恩师刘永功老师，刘老师并没有相关的研究经验，但是他仍然坚定地支持我。他认为，做自己感兴趣的研究，才能做出好的研究。在研究过程中，他对我的田野工作和书稿写作倾注了巨大的心血。时隔这么多年，我仍然记得写作书稿期间的焦虑和茫然，刘老师总是在关键时刻将迷途中的我拉回来，直到写作脉络逐渐清晰，我对书稿有了足够的信心。同时，也感谢高鹏怀老师，他的修改意见对我意义重大，帮助我解决了一直难以突破的写作难点。

　　其次，感谢山西省娴院慈善基金会博士项目的慷慨资助。与娴院结缘，来自和娴院慈善基金会会长乔运鸿教授的一次偶然合作，乔老师的学养和品格给我留下了深刻的印象，也得益于乔老师的引荐，我成为娴院理事。在娴院，我们是相亲相爱的家人。我与乔老师，还有各位理事彭占龙、周光、朱林蕃、周莹、汪治玉，工作人员赵青宇、曹瑞、杨梦，一起工作，能体会到难得的松弛感和愉悦感。进入娴院工作后，我开始接触慈善和公益事业，这让我对公益事业有了更深刻的认知，希望自己为娴院、为公益尽己所能，做出更大的贡献。

　　还要感谢我在田野调查中遇到的领导和医务人员。他们对我无私的接纳是我能够完成本书的关键。我记得有一次给调研医院的领导打电话确认一个数据，他当时没有接电话，到了晚上 11 点他回过来电话，说下午一直开会，明白了我的意图后，查阅资料并告诉了我准确的信息。而我主要的访谈领导，总是在下班后为我开小灶，耐心细致地回答我提出的各种各样的问题，并且怕我心里过意不去，他说反正自己每天都会加班的。还有退休的老主任，在我预约访谈的时候，他非常爽快地答应了我的邀请，但是当我与他见面时才发现他胳膊因为骨折正打着石膏，由暑假放假在家的 10 岁的小外孙搀扶而来。我们在肯德基做了两个小时的访谈，老主任只喝了一杯水，对我提出的问题知无不言，言无不尽，让我至今感动不已。在与这些医务人员相处的过程中，感受到了他们太多的辛苦，敬业的很多细节常常让我非常震撼，比如出门诊的主任从早上 7 点 30 分到岗后就不再喝水了，一直要坚持到中午 1 点 30 分，他们说喝了水就要上厕所，耽误看病人的时间。虽然在书中我不得不隐去了医院和所有医护人员的名字，但是在我心里会永远记得并感激他们。在书中我将临床医生的名字都以"白"字开头的中药命名，以表达我对白衣天使们救死扶伤精神的敬重。正是这些敬业、勤恳、朴实的基层医务工作者支撑着我国的医疗卫生事业，我也一定会将他们的嘱托作为我的职业使命，为创造更好的医疗制度环境尽我所能。

　　再次，感谢一直陪伴左右的博士期间的小伙伴们。感谢龚志文，虽然不是同校的同学，但是志文治学扎实，在本书的写作过程中，俨然是一个小小的指导老师，提出了非常有价值的意见和建议；感谢我的舍友王丹，她敏锐的思维和清晰的逻辑总是能给我很多启发；感谢曲承乐、郑伟，他们不仅是益友也是良师；感谢师门的小伙伴们，巴枫在我开始写作阶段就一直鼓励我"坚持每天写 2000 字"，正是这个坚持让我在预定时间完成了初稿，留出大量时间修改和提升；王晓莉师姐在工作很忙的情况下，对我初稿的文献综述提出了宝贵的意见和建议；董欣悦、杨文和高杨也常常贴心地询问我书稿的进展。还有姜靖、王煦、何佳琪、李若愚、唐佰文，我们一起并肩战斗顺利毕业，感谢那段时光能和你们一起度过。如今，我们都已经奔向祖国的四面八方，但依然是常常联系的好朋友，大抵一起经历的肝胆相照的岁月，就可以友谊万古长青吧。

感谢博士阶段我旁听过的所有课程的老师们。北京大学社会学系主任张静老师的系列课程，对我论文的选题和后续写作产生了重要影响，并让我对好论文的标准有了一个清晰的认知；谢立中老师的课程让我理论学习的系统性和科学性有了很大的提升，提高了经典著作的研读效率；林毅夫老师的课程让我对脚踏实地的学者精神有了更深入的理解；芝加哥大学北京中心赵鼎新老师的课程塑造了我良好的问题意识。这些名师的课程对我论文的创作意义重大，他们如夜空中闪亮的灯塔，指引我走向确定的目标。

最后，要感谢天津科技大学经济管理学院的领导和同仁。我犹记得朱建民院长多次对我的鼓励，这也直接督促了我加紧对书稿的修改和出版；感谢毛文娟老师的肯定，让我对自己的学术研究有了信心。科大的科研环境宽松而温暖，这也是我能够得以在博士毕业后很快将书稿修改出版的原因。还要感谢我的硕士研究生徐慧，以及 2019 级的本科生董冠谱和 2020级的本科生朱偲睿同学，感谢他们参与到书稿最后的校对修改中，他们的耐心细致和精勤不倦让我感动。

感谢我的亲人。

孙慧哲

2023年1月于天津